睡眠障害は万病のもと

ぐっすり眠れば、すべての病気は治せる

福島学院大学大学院教授／心療内科医／医学博士
星野仁彦 著

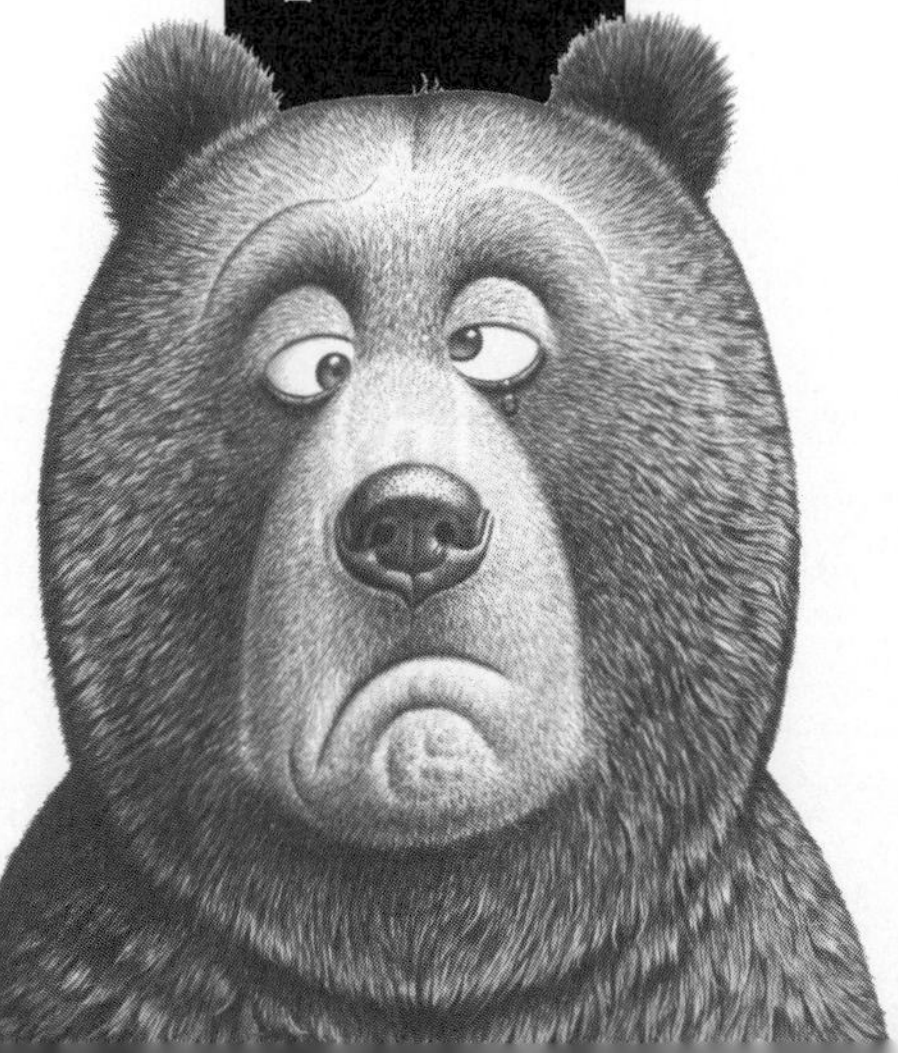

VOICE

睡眠障害は万病のもと　ぐっすり眠れば、すべての病気は治せる　目次

第五章　睡眠障害への対処

第六章　星野式問診実践法

カバーイラスト　◎佐藤邦雄

まえがき

我々人間は高度に発達した脳をもっている動物である。近年の最先端の研究によれば、スーパーコンピュータ百台を並列に並べて、ひとりの人間と対等に会話させて意思や感情の疎通を図ろうとしたが、人間にはまったく及ばなかったという。人間は相手の言葉の表面的な内容のみならず、その裏にある「言外の意味」を相手の表情、動作、態度から読み取り、また複数の相手であってもその場の空気、状況、雰囲気などに配慮して適切に会話を交わしていく。しかしスパコンにはこれがまったくできなかった。

「二十一世紀は脳の世紀」とよく言われる。人体の他の臓器――消化器系、内分泌系、免疫系、心臓血管系、腎泌尿器系、生殖器系、感覚器系、骨筋肉系、呼吸器系など――はほぼ解明され、最後に残された秘境が脳であるためである。優秀な頭脳をもった世界中の何万人もの研究者が首を揃えて研究しても、まだ十分に解明されないのが脳であるとは皮肉な話であるが、それには大きな理由がある。たとえば、人体で最も大きな臓器である肝臓では同じ肝細胞が約三千億個集合して活動している。肝臓の代謝・機能を研究するためには肝細胞一個を取り出して詳細に研究すればこと足りる。ところが脳はそうはいかない。大脳皮質の前頭葉、側頭葉、頭頂葉、後頭葉から小脳、大脳辺縁系（海馬、扁桃核など）、大脳基底核、視床・視床下部、脳幹部（橋、中脳、延髄など）、脳梁・脊髄など百数十箇所がそれぞれ別の機能をもって、相互に複雑に直列かつ並列に連携して同時進行的に働いているのである。しかも脳幹部を除けば、左と右の大脳半球があってそれぞれ独立した機能をもって働いている。「小宇宙」と言われる脳はまさにこの理由のために、肝臓などの他の臓器とはまったく異なるものであり、スパコンを百台揃えてもかなわないのは当然であろう。この小宇宙は絶対的な創造者が創ったものとしか筆者には思えないのである。

さて話は元に戻るが、高度に発達した人間の脳が他の動物と大きく異なるのは「大脳皮質」である。百四十億のニューロン（神経細胞）が、それぞれ無数のシナプスを介してほぼ無限大のネットワークを作って働いている。人間の直接の祖先と言われるクロマニヨン人がネアンデルタール人を駆逐して、生存競争に打ち勝ってきたのはひとえにこの大脳皮質、特に「前頭葉」のおかげである。この働きによって彼らは新しい武器、道具、住まい、衣服、保存食を造り、新しい芸術、科学、宗教、哲学を生み出したのである。

この大脳皮質にとって欠くべからざるものは毎日の「睡眠」である。人間ほどではないが、小さな大脳皮質をもっている鳥類や哺乳類から睡眠は重要になってきたが、人間では更に一層重要な働きをしている。日中フル活動している大脳皮質は夜間に十分な睡眠をとり、朝からしっかり太陽光線を浴びることによって、自己修復し、リセットし、セロトニン、メラトニン、各種ホルモンなど脳や身体にとって必要な物質を毎晩生産しなければならない。このように睡眠は我々人間の脳にとって何よりも優先すべき必須栄養素ともいうべきものであるが、物質や経済優先で近年睡眠が軽視され後回しにされている。交代制勤務、遅寝遅起きなどによって睡眠覚醒リズムが逆転し、乱れている。睡眠障害は免疫力を低下させて種々の生活習慣病を悪化させるとともに、うつ病、不安障害、アルコール依存症、統合失調症などの各種の心の問題を引き起こして増悪させることが知られている。特に睡眠時間が短くなり、昼夜のリズムが乱れるとうつ病が一層悪化していく。日光照射時間が少ない北欧や北日本でうつ病やそれによる自殺が多く、昼夜逆転している不登校やひきこもりの青年がうつ状態になって家庭内暴力をふるうのもそのためであるとされている。また、認知症（痴呆）患者においては睡眠障害によって夜間徘徊やせん妄（一種の意識障害）が起こり、認知障害がますます悪化していく。また肥満などによる睡眠時無呼吸症候群（SAS）は日本人の国民病のひとつともいわれ、中・高年に増えているが、突然死・原因不明死の一因になっている。近年増加している中高年の「レム睡眠行動障害」も、夜間の転倒・転落事故やパートナーへの暴力を引き起こす。さらに睡眠障害は昼間の過眠症を惹起させ、交通事故や産業事故の原因になる。有名なチェルノブイリやスリーマイル島の原発事故、スペースシャトル・チャレンジャーの事故は管制官の睡眠障害が原因であることがわかった。子どもにおいても睡眠障害は深刻であり、近年の小児科学会の調査では三歳児の五四パーセントが夜十時過ぎまで起きていると報告されている。これは子どもの心身の発達に悪影響を及ぼし、セロトニン、メラトニン、成長ホルモンその他のホルモン分泌を阻害し、肥満、キレやすい子、落ちつきのない子、ＡＤＨＤを疑わせるような子どもを増加させ、学習面の成績低下を引き起こす。睡眠障害は更に

ADHDやLD、自閉症などの発達障害も悪化させることが知られている。

以上のような理由で筆者は、「風邪は万病のもと」と同様に、「睡眠障害は万病のもと」と強調したい。米国ではウェイク・アップ（目覚めよう）アメリカ運動が提唱され、スリープヘルスという健康教育が国ぐるみで推進されている。これに対して日本では睡眠障害の基礎的研究では最先端を走っているが、睡眠の大切さは社会全体や家庭、学校ではまだ軽視されている。そして、老若男女の睡眠が乱れ、日本人の五人にひとりが睡眠の悩みを持ち、二百万人以上が毎日睡眠薬を常用している。本書が日本における睡眠障害に関する啓蒙や福祉の向上に少しでも貢献できれば、筆者としては望外の喜びである。

二〇〇九年十月

星野仁彦

第一章　睡眠って何？　睡眠障害は日本人の国民病

日本人の五人に一人が睡眠障害

睡眠障害について注目されはじめたのは、本当にここ十年ほどのことです。私が医師になりたてのころの三十五年前には、医療関係者の間でさえ「睡眠障害」に関してほとんど知られていなかったし、二十年前でも、一部の人たちが研究している分野でしかありませんでした。

それが十数年前から睡眠に関する調査が行なわれるようになり、そして、ここ数年、世間の注目を集めるようになったのです。

一九九六年、厚生省（現・厚生労働省）の精神神経疾患研究委託費によって北海道から九州までの十大学の医学部附属病院とひとつの国立病院で疫学調査がなされました。その中には睡眠障害の研究もありました。

これは精神科だけでなく、内科、外科などすべての科での睡眠障害を調べたものですから、かなり大規模な調査と言えるでしょう。どうして、内科や外科も、と思われるかもしれませんが、ちょっとした不眠の場合、精神科ではなく内科など別の科に行くことも多いからです。

この調査で、男性の一八・七パーセント、女性の二〇・三パーセント、全体では一九・六パーセントが睡眠障害を抱えていることがわかりました。ほぼ五人に一人が睡眠障害を訴えていることになります。

さらに、一ヶ月以上の長期不眠（パーシスタント・インソムニアと呼びます）では、男性の一一パーセント、女性の一二・一パーセント、全体では一一・七パーセントの人たちが悩んでいました。年齢、階級別では六十歳代の女性の二〇パーセント以上が、この症状だったのです。

これに先駆けること五年前の一九九一年、アメリカの有名なギャラップ調査によりますと、アメリカ人の九パーセントが長期不眠、二七パーセントが一過性の不眠に悩んでいることがわかりました。一過性の不眠だと、四人に一人の割合となります。

長期不眠については、たとえばフィンランドでは男性の七パーセント、女性の九パーセント、イタリアでは男性の一四・七パーセント、女性の二三・一パーセントとなっています。

また、四国の愛媛県の稲見と重信という町で、在宅高齢者を対象とした調査が行なわれました。これによりますと、高齢者の二一パーセントが何らかの睡眠に関する問題があると答えています。

睡眠障害の国際分類

睡眠障害というのは、決して日本だけでなく、世界的に大きな問題となってきていますし、なおかつ年齢、性別を越えてみられる現象でもあることがわかりました。

そこで、睡眠障害の国際分類というものが作られたわけです。これは一九九〇年のことです。「睡眠障害国際分類（インターナショナル・クラシフィケーション・オブ・スリープディスオーダー）」、略して「ＩＣＳＤ」と呼ばれています。

睡眠障害国際分類の診断項目一覧(A軸分類)

1. 睡眠異常
 A. 内在性睡眠障害
  1)精神生理性不眠症
  2)睡眠状態誤認
  3)特発性不眠症
  4)ナルコレプシー
  5)反復性過眠症(周期性過眠症)
  6)特発性過眠症
  7)外傷性過眠症
  8)閉塞型睡眠時無呼吸症候群
  9)中枢型睡眠時無呼吸症候群
  10)周期性四肢運動障害
  11)むずむず脚症候群
  12)特定不能の内在因性睡眠障害
 B. 外在性睡眠障害
  1)不適切な睡眠衛生
  2)環境因性睡眠障害
  3)高地不眠症
  4)適応性睡眠障害
  5)睡眠不全症候群
  6)限度設定性睡眠障害
  7)入眠時間関連障害
  8)食物アレルギー性不眠
  9)夜間摂食(水分摂取)症候群
  10)睡眠薬依存性睡眠障害
  11)刺激薬依存性睡眠障害
  12)アルコール依存性睡眠障害
  13)毒物起因性睡眠障害
  14)特定不能の外在因性睡眠障害
 C. 外在性睡眠障害
  1)時間帯域変化(ジェット時差)症候群
  2)交代勤務睡眠障害
  3)不規則型睡眠・覚醒パターン
  4)睡眠相後退症候群
  5)睡眠相前進症候群
  6)非24時間型睡眠・覚醒障害
  7)特定不能の概日リズム睡眠障害
2. 睡眠随伴症
 A. 覚醒障害
  1)錯乱性覚醒
  2)睡眠時遊行症(夢遊病)
  3)夜驚症(睡眠時驚愕症)
 B. 睡眠・覚醒移行障害
  1)律動性運動障害
  2)睡眠時はね起き
  3)寝言
  4)夜間下肢
 C. 通常レム睡眠と関連する睡眠随伴症
  1)悪夢
  2)睡眠麻痺
  3)睡眠関連陰茎勃起障害
  4)睡眠関連疼痛性勃起
  5)レム睡眠関連洞停止
  6)レム睡眠行動障害
 D. その他の睡眠時随伴症
  1)睡眠時歯ぎしり
  2)夜尿症
  3)睡眠関連異常嚥下症候群
  4)夜間発作性ジストニー
  5)説明不能の夜間突然死症候群
  6)原発性いびき
  7)乳児睡眠時無呼吸症
  8)先天性中枢型低換気症候群
  9)乳児突然死症候群
  10)良性新生児のミオクローヌス
  11)特定不能の睡眠時随伴症
3. 身体疾患・精神障害と関連する睡眠障害
 A. 精神障害と関連するもの
  1)精神病
  2)気分障害
  3)不安障害
  4)恐怖性障害
  5)アルコール症
 B. 神経学的障害と関連するもの
  1)大脳変性障害
  2)認知症
  3)パーキンソン症候群
  4)致死性家族性不眠症
  5)睡眠関連てんかん
  6)睡眠時てんかん性発作波重積
  7)睡眠関連性頭痛
 C. 他の身体疾患と関連するもの
  1)嗜眠病
  2)夜間心虚血
  3)慢性閉塞性肺疾患
  4)睡眠関連喘息
  5)睡眠関連胃・食道逆流
  6)消化性潰瘍
  7)繊維組織炎症候群
4. 現在検討中の睡眠障害
  1)短時間睡眠者
  2)長時間睡眠者
  3)亜覚醒症候群
  4)断片型ミオクローヌス
  5)睡眠時発汗過剰症
  6)月経関連睡眠障害
  7)妊娠関連睡眠障害
  8)恐怖型入眠時幻覚
  9)睡眠関連神経因性呼吸促迫
  10)睡眠関連咽頭攣縮
  11)睡眠時窒息症候群

多軸診断方式によるもので、さまざまな身体的な要因、環境的な要因から診断されるようになっています。これには、九十近い診断名が挙げられているため、一般の臨床医には「煩雑すぎる」と不評なのですが、精神科医の目から見ると、極めて合理的な診断ではあると思えます。

ここでは、睡眠にまつわる障害を大きく三つに分類しています。ひとつは睡眠異常（インソムニア）、二つ目が睡眠随伴症（パラソムニア）、そして三つ目は内科的精神科的睡眠障害です。

睡眠障害国際分類（一部抜粋）

1. 睡眠異常
   - A. 内在性睡眠障害：
     精神生理性不眠症、睡眠状態誤認、ナルコレプシー、反復性過眠症、閉塞型睡眠時無呼吸症候群、中枢型睡眠時無呼吸症候群、周期性四肢運動障害、むずむず脚症候群など
   - B. 外在性睡眠障害：
     不適切な睡眠衛生、環境因性睡眠障害、適応性睡眠障害、睡眠不全症候群、睡眠薬物依存性睡眠障害、アルコール依存性睡眠障害など
   - C. 外在性睡眠障害：
     時間帯域変化（時差）症候群、交代勤務睡眠障害、不規則型睡眠・覚醒パターン、睡眠相後退症候群、睡眠相前進症候群、非24時間型睡眠・覚醒障害など

2. 睡眠随伴症
   - A. 覚醒障害：睡眠時遊行症、睡眠時驚愕症など
   - B. 睡眠・覚醒移行障害：睡眠時ひきつけ、寝言など
   - C. 通常レム睡眠に伴う睡眠時随伴症：悪夢、睡眠麻痺、レム睡眠行動障害など

3. 内科／精神医学的障害に伴う睡眠障害
   - A. 精神障害に伴うもの：精神病、気分障害、不安障害、恐怖性障害、アルコール症など
   - B. 神経疾患に伴うもの：認知症、パーキンソン症候群、睡眠関連てんかんなど
   - C. その他の内科的疾患に伴うもの：夜間心虚血、慢性閉塞性肺疾患、睡眠関連喘息、消化性潰瘍など

4. 提案検討中の睡眠障害：
   短時間睡眠者、長時間睡眠者、月経関連睡眠障害など

（The International Classification of Sleep Disorders; ICSD, 1990年）

睡眠異常は、さらに三つにわかれ、内在因性睡眠障害、外在因性睡眠障害、そして概日リズム睡眠障害があるとしています。

これは精神障害の分け方と似ていて、うつ病や統合失調症は内因性、アルコール依存症や薬物依存、脳挫傷による精神障害は外因性と分類されています。ただ、睡眠異常の場合にも同じ用語を使うと混乱するので、「在」の字をいれて、内在因性睡眠障害、外在因性睡眠障害というようにしたのです。

この中で、最も多くみられるのが内在因性睡眠障害です。普通の人が、夜眠れなくて困るとか、神経質で眠れないとか、ちょっとしたノイローゼによる不眠が含まれます。その他、睡眠時無呼吸症候群やむずむず脚症候群といったものも含まれてきます。

外在因性睡眠障害には、不適切な睡眠衛生、環境による不眠や、アルコール依存や睡眠薬依存による睡眠障害などが入ってくるのです。

概日リズム睡眠障害は、いわゆる「時差ぼけ」と呼ばれる時差症候群、交代勤務で睡眠が乱されてしまう交代勤務性障害などです。

もうひとつの分類、睡眠随伴症というのは、たとえば夢遊病や夜驚症といったものから、寝ぼけ、寝言、金縛りなども含みます。これは、主に子どもに多くみられます。

内科的精神科的睡眠障害は、精神病、統合失調症、気分障害、うつ病、痴呆、パーキンソン病、喘息などなど、あらゆる内科的な病気や精神科的病気に由来する睡眠障害が含まれてくるのです。

睡眠障害というものが、どの世代に多いかというと、五十代、六十代、それも女性に多くみられることがわかっています。

これは更年期障害なども含むホルモンバランスの影響なのでしょう。女性の一生というのは、ホルモンの影響を受けつづけるものですから、妊娠、産褥期、出産、更年期、月経と、その都度ごとに大きく乱れてしまいます。そのために、五十代、六十代の女性に睡眠障害が多くなるわけです。

睡眠不足は万病のもと

こうした国際分類について、現状として、どれだけの医師が理解しているのかは疑問です。ほとんどの医師が、睡眠障害そのものを軽く見ていたところがあるからです。睡眠障害というと、すぐに「不眠」だけと結びつけ、それ以上の診断を下そうとはしませんでした。

一方で、一般の人たちもまた「睡眠」を軽んじているところがあります。

一般でも、睡眠障害というと、やはり「不眠」を連想してしまうでしょう。しかし、その現れ方は実にさまざまなのです。過眠もあるし、睡眠覚醒リズムの障害もあるし、いびき、寝言、歯ぎしり、寝相の悪さ、夢遊病、とにかくいろいろな形で現れてくるものなのです。

眠れないということで病院を訪れる患者に最も多いのは精神生理性不眠、つまり軽い不眠症です。客観的には眠れているのに、自分では眠れない、眠れないと思ってしまっている。これなどは、不眠恐怖症とでも呼ぶべきものでしょう。睡眠をとることへのこだわりが強すぎると、逆にそのことができなくなってしまう。勃起不全（ＥＤ）なども、そういう面があります。セックスへのこだわりが強すぎることで、逆に勃起不全に陥ったりするのです。

そうしたことを知らずに、ただ「不眠だ」「眠れない」という一言で括ってしまいがちなのが「睡眠障害」なのです。

よくアルコール依存症の人たちが、「酒を飲むのは自分たちの勝手だ」「俺の自由だ」という言い方をすることがあります。しかし、当然、このアルコール依存症というのは個人の嗜好の問題にとどまるわけではありません。その人の精神状態を悪化させ、身体症状にも出てきて、夫婦関係を壊し、子どもにも悪影響を与え、会社での仕事に支障を来し、さらには自動車事故や仕事の現場などでの事故さえ引き起こします。アルコールの多面性と呼ぶのですが、好きなお酒を勝手に飲んでいる、というだけでは済まなくなるのです。それは、社会全体の損失にもつながってきます。

睡眠障害にも似たところがあると言えます。自分が「眠れない」だけのささやかな問題だと甘く見ていると、とんでもないことになります。まず、睡眠に障害が出ると、すべての内臓疾患にも影響してきます。心臓病、肥満、高血圧、糖尿病などなど。そして、精神状態が悪くなります。精神疾患へとつながるケースもあるのです。そして、これもまたアルコール依存症と同様に、社会的な損失をも生み出しかねないのです。日常的な集中力の低下、作業能率の低下から産業事故や交通事故などを引き起こしてしまいます。

そして、睡眠障害から引き起こされる最大の問題として挙げたいのは、個人においては免疫機能の低下です。生体防御機能、生体維持機能が低下してしまいます。すると、感染リスクが増大していく。免疫機能が低下するのは、二つの理由があり、ひとつはメラトニンが分泌されなくなるからです。メラトニンというのは直接、免疫機能に関連してくる物質ですから。メラトニンが分泌されないと、リンパ球活性が低下してしまうのです。

そして、もうひとつは、成長ホルモンの分泌低下です。私たちは大人になっても成長ホルモンを出しています。この成長ホルモンは、夜寝ているときに細胞を修復する作用があるのです。そこがコンピュータなどの機械と人間とが異なる点なのです。ところが、睡眠障害によってこの成長ホルモンが分泌されないため、自己修復がなされなくなります。

ひとつ、興味深いデータがあります。

生体リズムの乱れと生活習慣病の関係

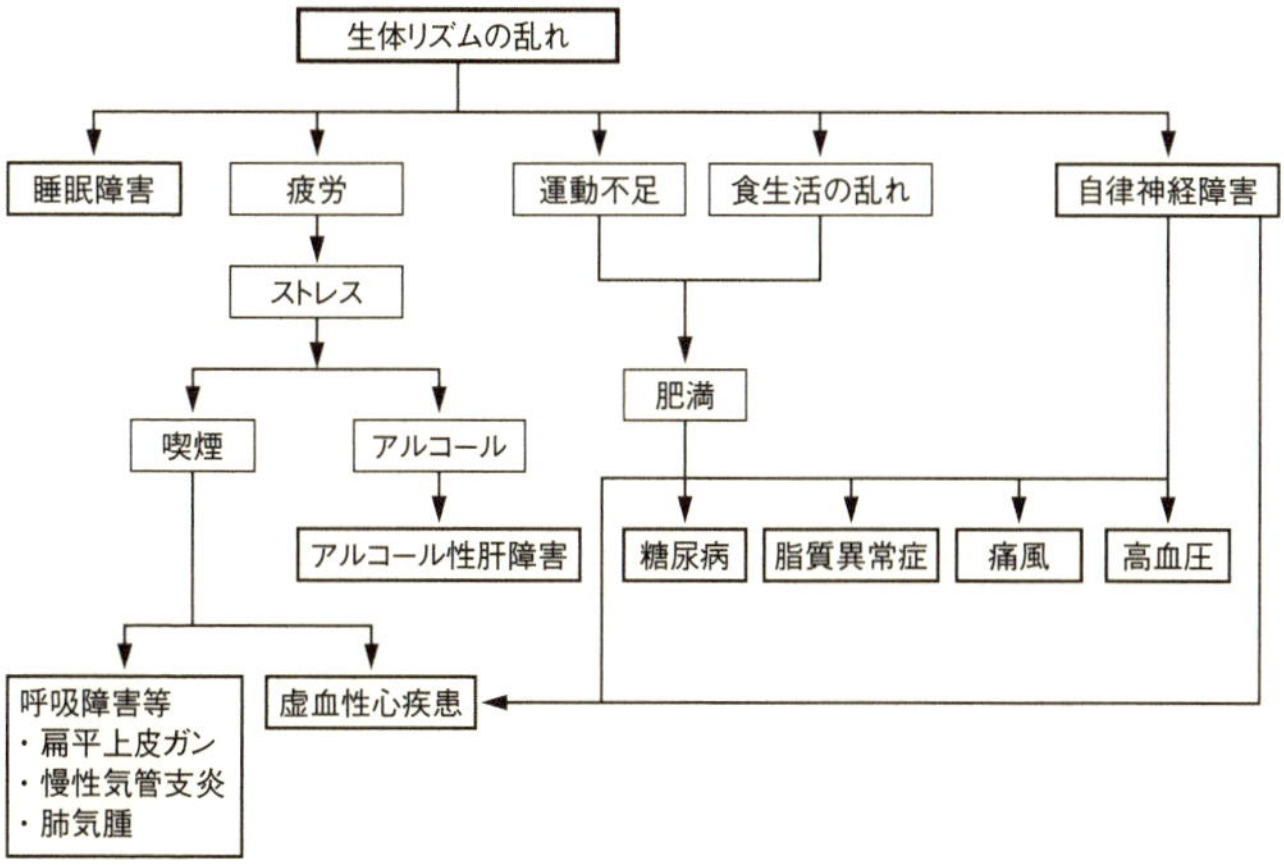

何と二百万人が睡眠薬服用

一九九五年、日本で睡眠薬に関する調査が行なわれたのですが、これによりますと全国で約二百万人の人たちが毎日睡眠薬を用いていることがわかりました。重いアルコール依存症が二百六十万人ですから、それに迫る数字と言えるでしょう。

この睡眠薬の種類も、精神科と内科とでは違っていることもわかってきました。内科で主に処方されているのはトリアゾラム。超短期作用型の睡眠薬です。それに対して精神科ではニトラゼパム、ベンザリン。こちらは中期から長期に効く睡眠薬です。つまり、「眠れない」といって内科に行く人は精神生理性不眠、いわば神経質が原因の不眠症なのでしょう。精神科へ行く人は、うつ病や統合失調症に伴う不眠であるケースが多いということになります。

ちょっと最近、眠れない。寝つきが悪い。ちょくちょく目が覚める。そうしたほんの小さな睡眠にまつわる現象を軽くみてはいけません。

そして、多くの精神的疾患、うつ病、統合失調症、発達障害などは、睡眠障害を初発症状として、かつそれと共に悪循環的に悪化していくのです。だから、逆に、睡眠の質を良くすることによって、こうした精神的疾患も改善されるのです。リスペリドン（リスパダール）という非定型抗精神病薬の登場により、八時間ほどをぐっすりと眠らせることができるようになり、それによって早い時期のうつ病や統合失調症の症状が良くなっていくのです。

国を挙げての睡眠教育　ウェイク・アップ・アメリカ

アメリカでは、いま、政府が先頭に立って睡眠障害予防のためのキャンペーンをはじめています。ウェイクアップ・アメリカというキャッチフレーズも作られています。また、居眠り運転防止のキャンペーンも大々的に展開されているようです。

睡眠障害の専門医療施設が三百の病院に開設され、国立の睡眠障害研究センターも作られました。さらには、多数の大学の医学部に睡眠障害講座が設けられています。

これは、睡眠障害というものがいかに大きな社会的損失をもたらすかがわかってきたからでしょう。スリーマイル島の事故やチャレンジャー事故や諸々の航空機事故といった大きな事故はもちろん、日常的に起こる交通機関などでの事故に睡眠障害が影響していることが判明してきたからです。

ところが、医師も含めて睡眠障害に関する教育がほとんどなされていないのが現状なのです。また、社会での教育も行なわれていないこともわかっています。

そこで、こうした大規模なキャンペーンへとつながったわけです。

日本でもまた、まだまだ、そうした認識が足りないようです。日本人は、睡眠、食事、アルコールなどの嗜好といったライフスタイルそのものを軽くみる傾向があります。

本来ならば、小学校、中学校の授業で睡眠教育、食事教育、アルコールや煙草、薬物に関する教育をやるべきでしょう。幼いころからの教育によって知らしめていかねば遅いとさえ思えます。

近年、やっと食事に関して「食育」ということが言われはじめてきましたが、睡眠、アルコール、薬物、セックスなどについては、いまだに触れられることがありません。筆者は、所属する大学と短大の学生に「セルフ・ディフェンス（自己防御）」セミナーとして、これらについてレクチャーしていますが、「これからの学生生活、社会生活で学んでおいて良かった」と回答する学生が大勢います。しかし、一部の学生からは「今の自分は乱れすぎていてもう遅い。もっと早い時期にするべき」と反発されました。

睡眠を侮ることなかれ、なのです。

人はなぜ眠るのか

睡眠には、いくつかの役割があります。

まず心身の疲労回復。二つ目は、ホルモンの分泌。眠らないと出てこないホルモン（メラトニン、成長ホルモン、副腎皮質ホルモンなどなど）は、たいてい重要なホルモンです。これらは、視交叉上核の近くにある視床下部から出されます。その視床下部にあるのが、自律神経系中枢、ホルモン分泌中枢です。

三つ目が、生体リズムの調整。そして四つ目が記憶や感情の整理です。つまり、眠ることで記憶にとどめられるわけです。

分泌されるホルモンについて説明します。

成長ホルモンが関与するのが、体の修復機能です。子どもも大人も出ていますが、免疫機能に大きく関係しています。風邪をひいたときに、夜ぐっすり眠ると翌朝には治ったりする。あれは体の中の組織、細胞の痛んだところを成長ホルモンが修復してくれるからです。「寝る子は育つ」というのは本当で、深く眠る子は育つ。

次にメラトニンが関与するのが、免疫機能です。免疫機能を高める作用がある。性腺の機能発達を遅らせる作用もあります。とくに思春期、青年期までには抑えられる傾向がある。もうひとつは、睡眠覚醒リズムを調整する作用もある。

つまり、メラトニンというのは老化防止作用もあるわけです。女性でも、睡眠不足がつづくと肌が荒れてくる。あれは脳が老化している証拠なのです。肌というのは外胚葉で脳と同じです。ですから、肌が荒れているというのは同じように脳もダメージを受けているということです。

メラトニンというのは、太陽光線を浴びて十四時間から十六時間後に分泌されます。これが睡眠覚醒リズムの調整機能も持っているのです。

最近の若者たちが、夜眠らず、騒いだり、ゲームに高じたりすると、こうしたメラトニンの作用が働かないわけです。そうすると、たとえば性腺の機能発達が抑えられないために、性的な活動が抑えられず、いわゆる「性の乱れ」が早くに起きてきます。

当然、これらは大人にも言えることで、不健全な睡眠はメラトニンの分泌を妨げてしまう。免疫機能は落ち、性に対する抑制も利かなくなります。

これは余談ですが、性犯罪と睡眠覚醒リズムとに強い因果関係がありそうです。

なお、メラトニンというのは思春期になると分泌量が減ってきます。そこで第二次性徴がはじまる。女性だと月経、乳房の膨らみ、男性だと外陰部、変声などの特徴が出てきます。これはメラトニンの分泌が減少するからなのです。

このメラトニンは、うつ病だと分泌が減ってきます。つまり睡眠不足が原因となるわけです。ですから、メラトニンを服用し、睡眠をとるようにすることで、うつ病も改善されます。

眠らせる脳と眠る脳

脳には、「眠らせる脳」と「眠る脳」があると言われています。

「眠る脳」というのは、大脳皮質です。そして、「眠らせる脳」とは、間脳、中脳、小脳、延髄といった脳の中心部にある脳幹部です。これらの「眠らせる脳」は、メラトニンなどのホルモンや神経系の働きによって大脳皮質を眠らせて休ませます。しかし、自分たちは眠らないで、あたかも留守番をするかのように脳を守っているわけです。

眠りというのは、爬虫類以上にみられる行為です。魚類、両生類はほとんど眠らなくていい。では、なぜ、眠らなくてはいけないかというと、爬虫類以上は、とくに大脳が発達してきたため、高等な活動を維持させようとして睡眠をとるようになったわけです。

さらにレム睡眠が現れるのは鳥類以上です。ノンレム睡眠、徐波睡眠というのは脳を休ませる睡眠ですから、その必要が出てきたのが鳥類以上ということになります。鳥類、そして哺乳類。つまり、脳が高等になるごとに睡眠をとるようになり、さらに高等になると二種類の眠りを持つようになったのです。

徐波睡眠というのは、入眠してから一気に眠りが深くなったときです。トータルの睡眠時間のうちで、早い時期にとるようになっている。眠りについて三十分後ぐらいが最も深い眠りになります。

江戸時代の泥棒は、眠りに就いた直後の深い眠りの頃合いを狙ったと言われています。この徐波睡眠時ならちょっとした物音でも目覚めない。大泥棒たちは、経験からそのことを知り抜いていたようです。

さて、眠らせる脳の脳幹部というのは、脳の発達からいうと最も古い部分になります。つまり、魚類、爬虫類、両生類などにも存在する脳

1日の睡眠のリズム

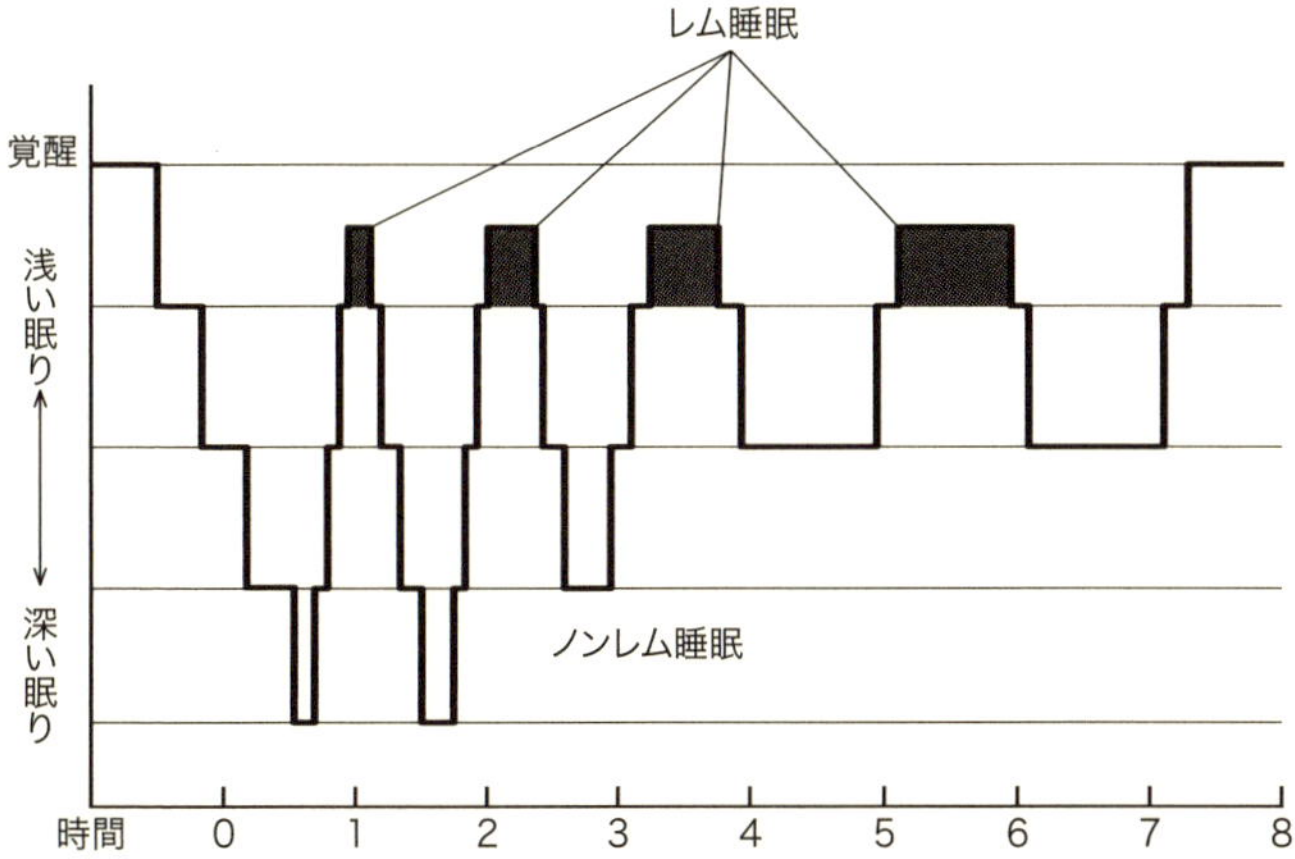

です。ここは眠る必要がないわけです。よく頭の事故に遭った人が、大脳部分は死んでいるのに植物状態になっても生きています。あれは脳幹部です。生命体の生存のための臓器とも言えます。延髄は呼吸、心臓の動き、間脳は自律神経、内分泌ホルモン、免疫機能、睡眠、食欲、性欲、これらを司っている。そうした生存のための脳は頭蓋骨や大脳の内側にあって、守られているわけです。

だから、こういう言い方もできるでしょう。眠るという行為は、飛行機の自動操縦のようなもので、眠らなくていい間脳や中脳、小脳、延髄が大脳を眠らせている。大脳を「眠らせる脳」というわけです。

大脳を眠らせるメカニズム

では、大脳を眠らせるためにはどういうことをするのか。

睡眠をコントロールするシステムが二つあります。ひとつは、神経細胞（ニューロン）とその末端から出ていく神経伝達物質を使う仕組みと、もうひとつは脳がどっぷりと浸かっている胸脊髄液の循環系を使ったシステムです。この循環系では睡眠物質（ウリジン、グルタチオンなど）という睡眠をコントロールする物質を出して、それによって睡眠を調整しています。

ノンレム睡眠、徐波睡眠というのは脳が深く眠った状態です。レム睡眠の場合は、激しい眼球運動、自律神経系が活発になっています。発汗、動機がみられ、筋緊張が低下して、半分だけ脳が目覚めています。

セロトニン、ノルアドレナリンを使ってレム睡眠、ノンレム睡眠を調整したりする。セロトニンが減ると、徐波睡眠が短くなる。ノルアドレナリン、つまりカテコールアミンは覚醒する方向に働く。セロトニンとノルアドレナリンは互いに拮抗している。覚醒剤というのは、つまりノルアドレナリンの覚醒するほうに関与しているわけです。

人間の睡眠は、脳から分泌される神経伝達物質（神経ホルモン）であるノルアドレナリンとセロトニンによってコントロールされています。ノルアドレナリンは脳を覚醒する覚醒ホルモン、セロトニンは睡眠を誘う睡眠ホルモンで、セロトニンが減少するとノンレム睡眠が少なくなり、ノルアトレナリンが減少するとレム睡眠が起きにくくなります。さらに、最近、大脳の睡眠中枢にある二種類の生理活性物質、プロスタグランジンが睡眠のカギを握ることが明らかになりました。また、プロスタグランジンD_2と呼ばれる物質が増えると眠気を誘い、逆にプロスタグランジンE_2が増えると目が覚めます。

ノンレム睡眠は質のいい睡眠で、レム睡眠は質の悪い睡眠と言えます。これを証拠づけるには、たとえば長眠者と短眠者とを比較するとよくわかるのです。長眠者というのは、九時間以上眠る人、短眠者は睡眠時間六時間以下の人です。だいたい普通の人は六時間から九時間の間になります。この二つのパターンで睡眠のレベルを調べてみると、ノンレム睡眠の時間は同じ、長眠者では、それに加えてレム睡眠が増えてきます。つまり、質のいい部分は同じ量で、質の悪い部分だけが多くなっているわけです。

人間の成人の場合、睡眠時間に占めるノンレム睡眠は四分の三になります。残りの四分の一がレム睡眠。ところが、生まれたばかりの新生児は一日十六時間の睡眠時間のうちレム睡眠のほうが長い。加齢とともにレム睡眠は少なくなり、ノンレム睡眠が長くなるわけです。発生学的にも、レム睡眠は古い脳から来ている効率の悪い睡眠、ノンレム睡眠は新しい脳が生み出した睡眠となります。

このレム睡眠とノンレム睡眠ですが、睡眠のステージによって説明してみましょう。


我々が目を覚まして、普通に活動しているときは脳からベータ波が出ています。13ヘルツ以上です。次に、目を閉じて、起きてはいるけど安静にしているときはアルファ波が出ています。これは8ヘルツから12ヘルツ。

ノンレム睡眠とレム睡眠

	ノンレム睡眠	レム睡眠
別名	オルソ睡眠	逆説睡眠　パラ睡眠
脳	休んでいる状態	比較的高い活動状態
体(筋電図)	休んでいるが、筋電図では、ある程度活動が見られることもある。	休んでいる。筋電図もほぼ最低の値をとる。
出現するタイミング	睡眠はまずノンレム睡眠から始まり、約90分の周期でレム睡眠と交替に出現。徐波睡眠は一晩の睡眠の前半に多い。	約90分睡眠周期の最後に出現する。睡眠前半の睡眠周期では比較的短い場合もあるが、睡眠後半では長くなる。
自律神経系の変化	副交感神経系が主に働いている。ゆったりした状態で、心拍数も少ない。	自律神経系は不安定になる。心拍数の変動が大きい。

睡眠のステージ1に入りますと、まず、うとうとしかけているとき。これはシータ波になる。5ヘルツから7ヘルツです。ここまでが、睡眠のステージ1になります。

ステージ2の睡眠になると、紡錘波（スピンドル）が出てきます。それと、Kコンプレックスという、おかしな形をした脳波が出ます。

ステージ3、4になると、デルタ波といって3ヘルツから4ヘルツ程度のゆったりとした波が出ています。深い眠りになるわけです。

そして、睡眠時間の前半でステージ3、4の睡眠をとってしまい、後半にいくほど深い睡眠はなくなっていきます。レム睡眠が増えていくのです。

成人の脳波

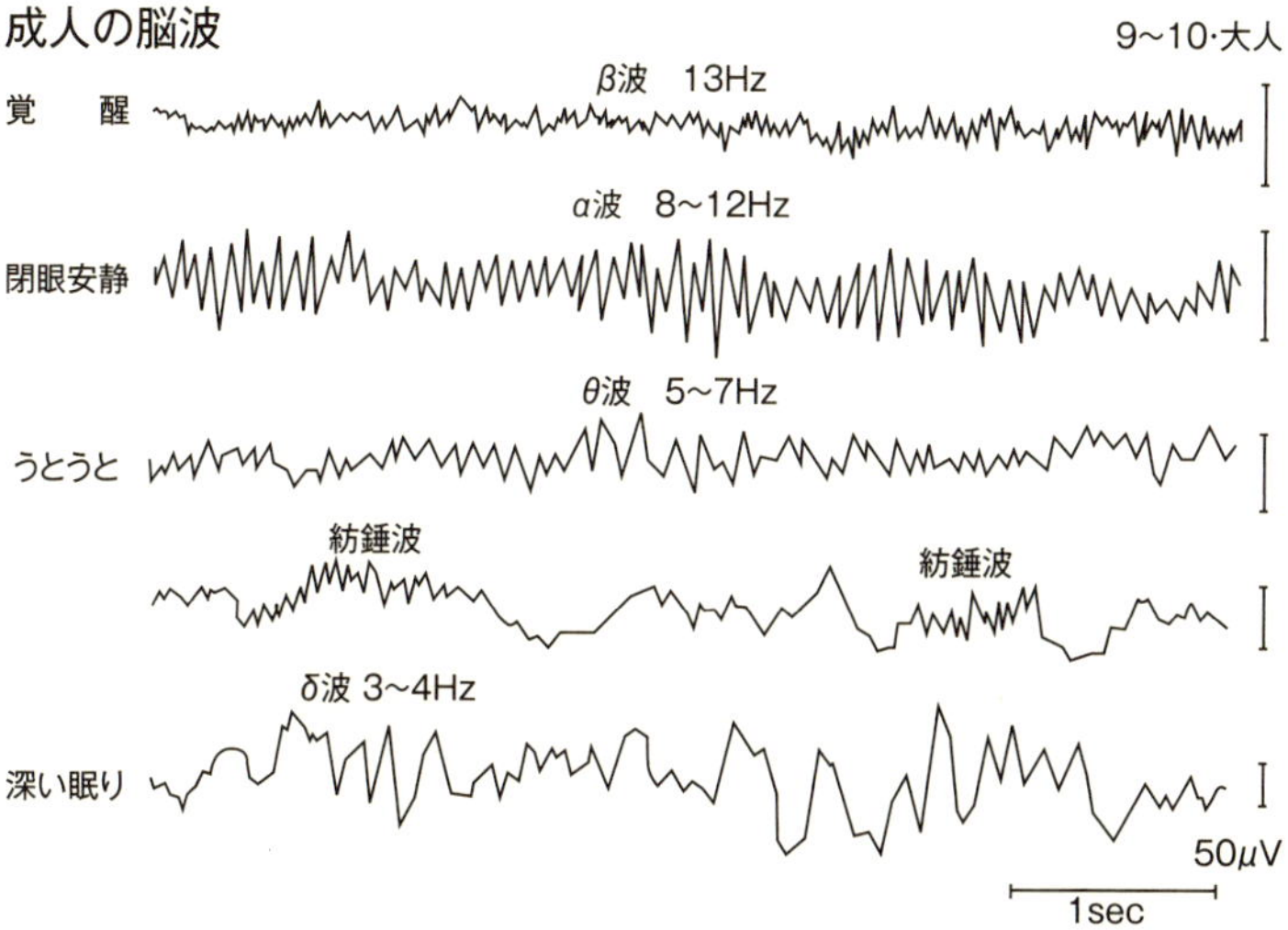

（『脳のしくみ』日本実業出版社より引用）

ヒトの正常睡眠周期

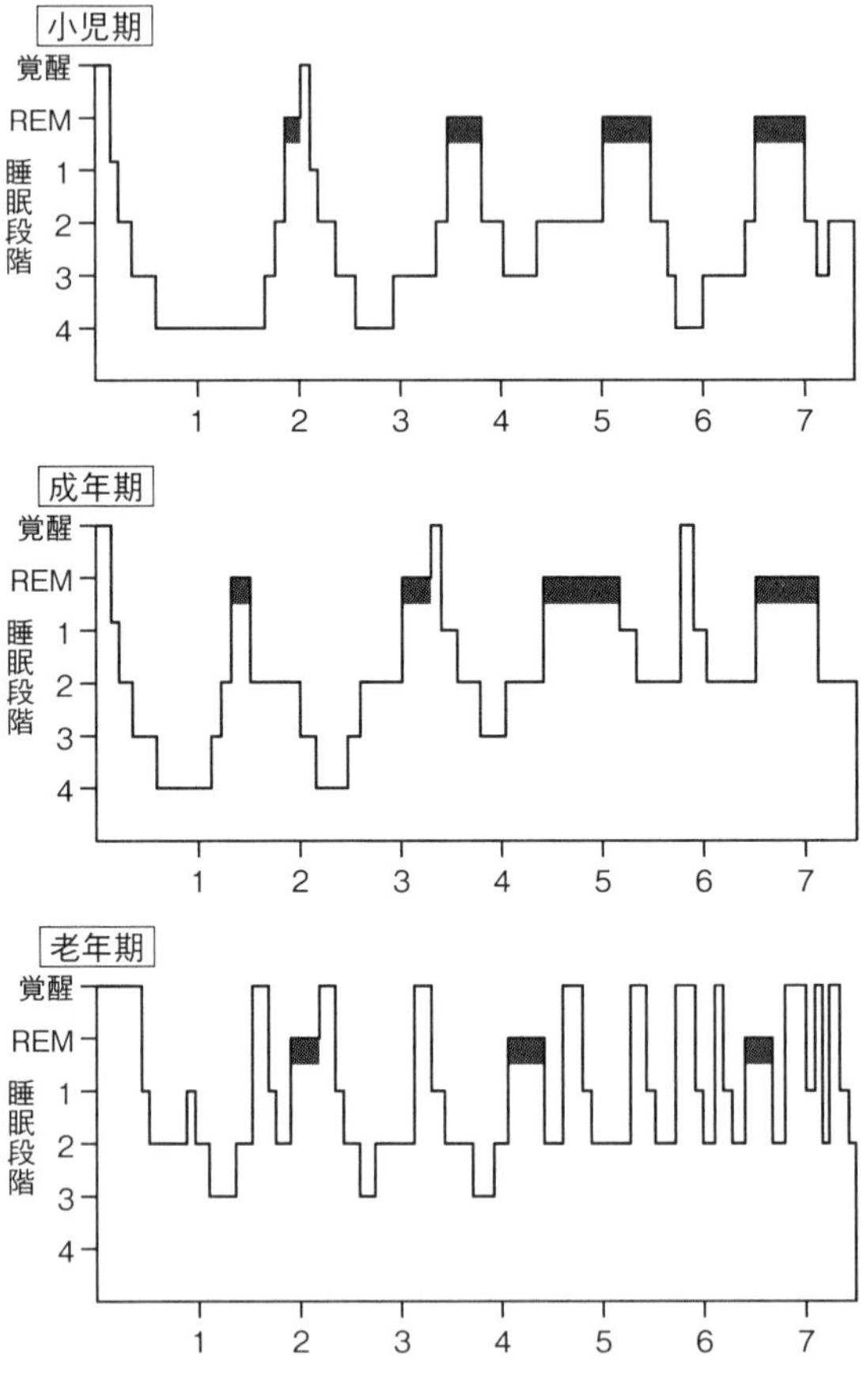

non-REM睡眠とREM睡眠からなる睡眠周期が、約90分間隔で一夜に数回繰り返される。non-REM睡眠の第4段階は年齢とともに減少し、老年期では覚醒回数が増加する。黒色部分はREM睡眠を示す。

(『サーカディアンリズム睡眠障害の臨床』新興医学出版社より引用)

レム睡眠はなぜ必要か

レム睡眠がなぜ必要なのかは、いまもって解明されない謎になっています。起きるための準備をしているのではないか、起きるためのタンパク質を作っているのではないか、いろいろな説が出されています。草食動物ほど眠りが浅い。これは外敵から身を守るため、必然的にそうなっています。その名残が人間にも残っているとも考えられます。

先述したように、睡眠の役割の四つ目に挙げた記憶ですが、これもやはり脳に関連しています。記憶を調整しているのは大脳の扁桃核と海馬です。大脳周縁系、ここがとくに短期記憶に関係しています。ここととレム睡眠が関連しているようなのです。レム睡眠時の脳の血流を測定してみたところ、扁桃核の血流量が上がっていることがわかった。そこから、レム睡眠と短期記憶というのも関係がありそうだと言われています。

長期記憶になると、側頭葉が司ります。何度も何度も繰り返し短期記憶されることで、長期記憶となる。ここは無限大に覚えられるのですが、ただ、すぐに長期記憶とはなりません。扁桃核、海馬に保存されたものが、側頭葉にいく。そのためにもレム睡眠は必要なのではないか、という説も出てきています。

また、レム睡眠中には昔の記憶が蘇ったりしている。夢です。この「夢を見る」というのは、感情や情動と関連している。レム睡眠は感情中枢とも関係している、これも最近の仮説のひとつです。

乳児の睡眠覚醒リズムは脳の発達の指標

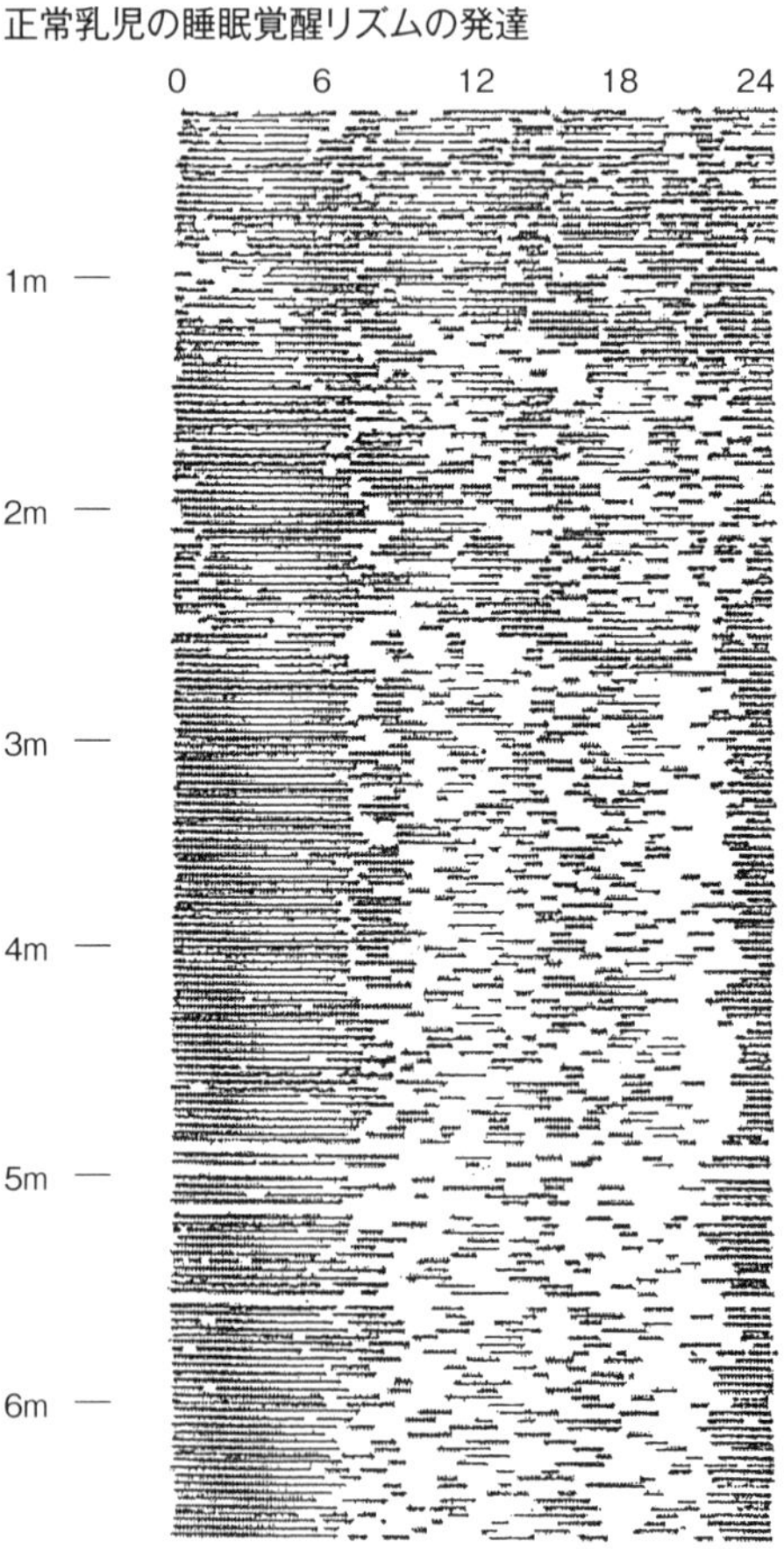

横軸は1日の時刻、縦軸は月齢。1日1行で黒塗りの部分が睡眠を示す。
（『瀬川 1978』より引用）

睡眠というのは、レム睡眠とノンレム睡眠とがワンセットになっています。大人だと成人でほぼ九十分間隔。

これが生まれたばかりの、生後三ヶ月ほどの新生児だと四十分から五十分。三ヶ月を過ぎると五十分から六十分。二歳で七十五分。五歳で八十四分となっています。どんどん成人に近づいてくる。

睡眠覚醒リズムは脳の発達を反映しています。生まれた直後には昼夜の区別がまったくない。三、四時間眠って、その後授乳。また、三、四時間眠る。生後三ヶ月までは二十四時間リズムではないのです。

大人と同じようなリズムができてくるのは、生後三、四ヶ月を過ぎてからです。寝てばかりいたのが、だんだんと起きている時間も現れてくる。そして生後三ヶ月あたりで、起きる時間と眠る時間がほぼ一定になってきます。朝起きて、夜になって眠るようになる。大人の睡眠に近づいてくるわけです。

このようなリズムは健常児ですと順調に年齢とともに発達していきますが、自閉症児、知的障害児、器質的脳障害児では睡眠覚醒リズムがバラバラで、年長になるまで形成されず、夜中に起きたり、昼間寝たりの一〜三時間の不規則なリズムになってしまうこともあります。

ただ、大人でも体内時計は二十四時間よりも長くなっている。二十五時間周期。体内時計のほうが長くなっています。視覚障害者、寝たきりのお年寄りなどがこれに当てはまりますが、光の射さない洞窟のようなところで暮らすと、完全に二十五時間リズムで動くようになります。

問題は、この三ヶ月を過ぎるまでの新生児を、どう扱えばいいかということです。夜中に起きたからといって部屋を明るくする必要はありません。また、昼間に寝ているからといって暗くする必要もない。夜は暗いまま、昼は明るいままにしておく。

そうすることで、リズムの同調が起きてきます。あくまで大人のリズムに合わせるようにすべきなのです。

生後三ヶ月になると、生体時計が朝の光、昼間の太陽光線、食事、そういった社会的な環境を手がかりにして、地球時間（二十四時間）に同調してきます。これによって起床時間と就床時間とが一定になっていく。

つまり、体内時計は二十五時間リズムになっているので、子どもでも大人でも、放っておくと朝寝坊の宵っ張りになっていきます。そのほうが、ある意味で自然なのです。ただ、それでは生活できないので、朝になればカーテンを開け、光を取り込み、夜になれば部屋を暗くしてやらなければならない。

そして、とくに新生児や寝たきりのお年寄り、ひきこもりの不登校児などでは、意図的に太陽光線を浴びせるようにしたほうがいいでしょう。

なお、普通のオフィスの明るさは、せいぜい七百ルクスから八百ルクス。しかし、戸外では、たとえ曇りの日でも二千ルクスもあります。夏の晴れた日には十万ルクスにもなる。冬の晴れた日は三万ルクスから五万ルクス。つまり、光量という点では電灯がいくら明るくても、自然光には敵わないわけです。

朝の太陽光が体内時計をリセット

こうした二十四時間のリズムに同調するには、太陽光線の役割がとても大きいのです。ですから、目の見えない人はその点でも大変です。

なぜ、そうなのかというと、たとえば鳥類や爬虫類、両生類などは脳が松果体レベルであり、脳が直接光を感じます。しかし、哺乳類は視交叉上核を通じているため、目で光を感じます。これは体内時計の役割を果たしてもいるのです。

地球の自転による一日とは、正確には二十三時間五十六分四秒です。ところが、人間の脳はほぼ二十五時間周期で動いています。つまり、日の当たらない洞窟などで生活すると、放っておくと一時間ずつズレていくことになります。ところが、実際にはそうはなりません。

一時間のズレをリセットしているのは朝の太陽光線です。脳の時計を一時間遅らせるわけです。

不登校児やひきこもりは、この逆で、どんどん寝る時間が後ろにズレていきます。ただ、それでも午前三時頃に寝て、午前中は眠っていて、昼頃起きてくる、というあたりでズレは止まります。やはり真っ暗な中で暮らしているわけではないからでしょう。洞窟の中でもなく、普通の暮らしをしていてもズレていくのは、非二十四時間リズム睡眠障害ということになります。珍しいのですが、この障害に悩んでいる人はいます。私も、これまで数例しか診たことがありません。

年ごとに睡眠時間が短くなっている現代人

睡眠時間については、一歳児の総睡眠時間が昼寝を加えて一〇・九時間。一九九五年の調査でも同じ一〇・九時間です。ただ、五〇～六〇年代と比べると一、二時間ほど短くなっています。

小学生の場合は、十歳以上で八時間四十三分。六五年に比べて三十九分短くなっています。中学生は七時間五十一分。こちらは六五年よりも四十六分短縮している。高校生が六時間五十四分。五十六分短くなっています。

つまり、小学生、中学生、高校生と全般的に睡眠時間は短くなっているわけです。世界と比べてみますと、日本の中学生はアメリカの中学生よりも三十分短く、ヨーロッパの中学生よりも九十分も短い。とくにスイスの中学生より二時間半も短いのです。

ベネッセ教育研究開発センターの調査によりますと、一年換算で一・一分から一・六分ずつ短縮している。

夜型人間と朝型人間の違い

最近の研究によりますと、夜型、朝型というタイプはその人固有のものではないかと考えられています。つまり、朝型の人は夜型の人に比べて体温リズムやメラトニンリズムの位相が前進している。早くなっているわけです。そのため、より早寝早起きとなり、朝型になっている。

これには体温の変化も関係しています。人の深部体温というのは、一日のうちで、一度から一度半以内の変化がある。午後になると体温は上がってきて、夜になると下がります。寝るとき、深部体温はさらに低下する。体の内側の温度が下がるため、一見したところ、肌の表面に近い部分は体温が上がっているように見えます。ただ、これはあくまで内部が下がったためなのです。

よくお風呂に入った後だと眠りやすいというのは、人為的に体表面の温度を上げてやることで熱を放射し、深部体温を低くするのです。

これには遺伝的な要素も作用しているのでしょう。体内時計が朝型の人は親族も朝型、夜型の人は親族も夜型のケースが多いようです。

また、高齢者のほうが若年者よりも、深部体温が早い時間に最低になります。

植物にもある体内時計

人間というのは、昼行性動物で、ネズミは夜行性動物です。その睡眠覚醒リズムはどのように作られているのかを研究している学者もいます。

基本的には、日々の環境変化、地球の自転による太陽光線などの影響でリズムは作り出されています。ただ、それだけに追従していては、危険が大きいわけです。冬になれば毎日空が厚い雲で覆われ、ほとんど日光が見えない時期もあります。地域によっては、太陽光が届かないところもある。そうした日照時間や太陽光線の多寡にだけ頼っていては危険なので、体内時計が進化していったのではないかという説もあります。

これはすべての動植物に備わっていると考えられます。生物の周期的活動が、外的要因だけでなく、生体内の自発的なものも関係しているということです。これは十八世紀になってはじめて唱えられた説なのです。

一七二九年、フランスの天文学者ジャン・ドゥメランが、オジギソウに関する研究論文をパリの王立科学アカデミーに提出しました。

オジギソウは夜になると葉を閉じる。昼になると葉を開く。それまでは、日光が当たるから葉を開き、太陽光がなくなり、暗くなるから葉を閉じるのだと信じられていました。

ところが、ドゥメランは「そうではない」という実験結果を報告したわけです。ドゥメランは全く光が入り込まない、太陽光の遮断された室内にオジギソウを置きました。そして葉の開閉を観察した。すると、オジギソウは全く光が入ってこないにもかかわらず、昼間には葉を開き、夜には閉じました。

この実験によって、初めてサーカディアンリズム、つまり概日リズムというものが認識されたのです。

このとき、ドゥメランは論文の中で、オジギソウの葉の開閉を病人の睡眠と覚醒とに関連づけています。長期にわたって寝たきりになった人間でも、真っ暗な中で睡眠と覚醒を周期的に繰り返すであろう、としています。

ただ、オジギソウは、暗い場所に置いておくと、葉の開閉のタイミングが毎日二、三時間ずつ早い時間にズレていきます。二十二時間から二十一時間リズムということになります。人間は、二十五時間リズムで、一時間ずつ遅くなっていきます。

人間に関しては、十九世紀にエドワード・スミスという学者が、腎臓の研究として尿量や尿成分が一日の中で周期的に変わるという発見をしています。このあたりから、人間についての概日リズムが研究され出したのでしょう。

こうした研究は、現代ではさまざまな疾病の周期性にも結びついてきています。たとえば、うつ病にも日内変動がありますし、統合失調症にもあります。年内の周期性、一日内の周期性が認められているのです。

松果体は鳥類までの体内時計

体内時計のある場所ですが、鳥類までは脳そのものが体内時計の機能を果たしています。脳というのは、つまりは松果体です。それが哺乳類になると、目と視交叉上核がその役割を担います。

夜行性動物のネズミなどを、明るいところと暗いところとで人工的に飼育してみますと、ごく弱いフラッシュの光を何度か当てるだけで休息期と活動期とが切り替わるのです。つまり、

松果体の位置

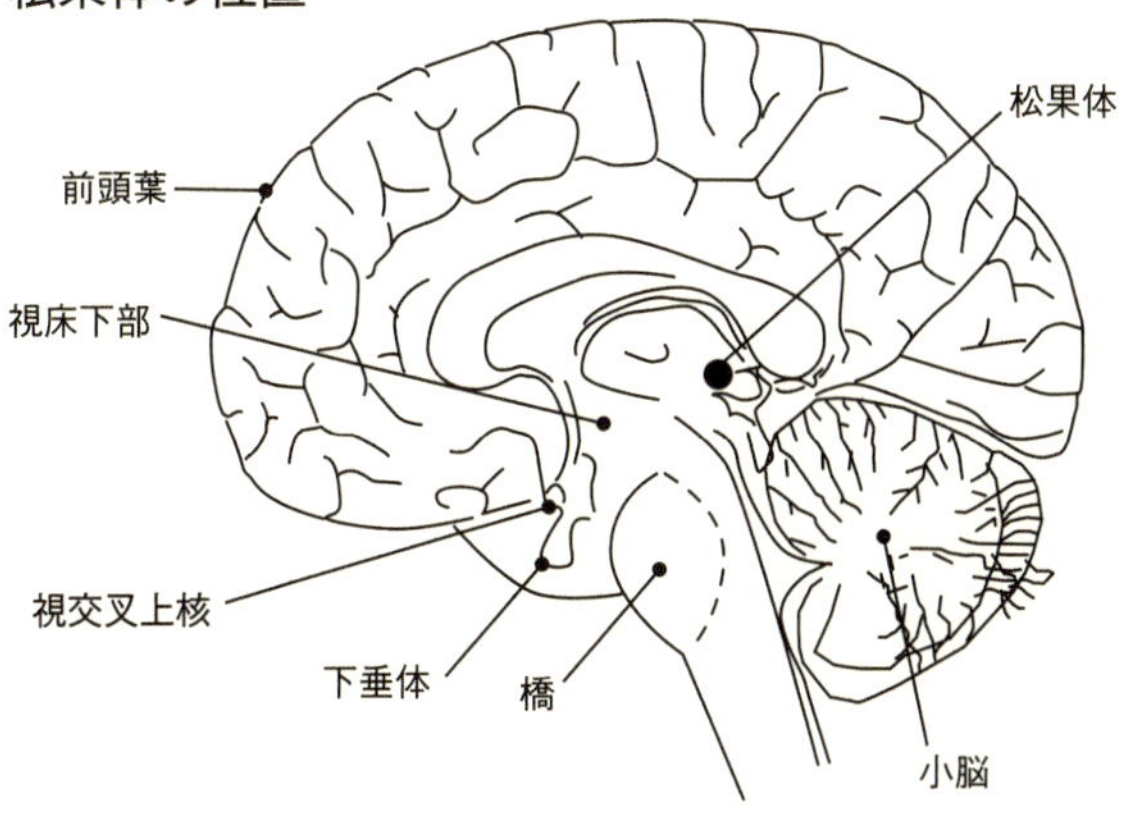

夜行性動物の場合、活動リズムを二十四時間サイクルに同調させるには、十二時間という時間は必要ないのです。コウモリがその典型で、ごく短い、たとえば一千分の一秒にも満たないフラッシュ光を一回当てるだけで、活動期と休息期とが切り替わります。

人間の場合は、どうか。初めの頃の研究では、光刺激を与えても活動期と休息期とが入れ替わらなかったとされていました。ところが、その光が弱すぎたというのです。電気スタンドの光ぐらいでは、何の影響もない。太陽光線なみの一万ルクスの光を当てると、かなり二十四時間サイクルに影響を与える。電気スタンド程度の光源ではだめです。他の動物に比べてかなり強い光を必要として、最低でも二千五百ルクス。

鳥類までは松果体が体内時計です。しかし、哺乳類からは目と視交叉上核に変わってきます。では、松果体の役割とは何なのでしょうか。

松果体に関する研究というのは二十世紀半ばから進んできました。松果体とは、だいたい次の三つの生理学的プロセスに関与しているようである、と。一つ目は卵巣と精巣の機能に関係している。二つ目は、皮膚の白色化に関係している。そして、三つ目が脳の活動に関係している。これら三つの機能です。

ただ、生物によって、これら三つの機能の比重が変わってきます。とくに下等動物ほど一つ目と二つ目の機能が強くなる。哺乳類や、とくに人間では三つ目が強まります。たとえば、哺乳類でも生殖の時期は決まっています。だいたい春です。ところが人間では春でも夏でも秋でも冬でも生殖機能が働く。また、皮膚の白色化というのも生殖機能と密接に関連します。繁殖期の動物は皮膚の色や体毛の色を変化させることで、異性を引きつけようとする。これも人間には関係ない。ちなみに皮膚にメラニン色素というものがありますが、このメラニンに影響を与えるホルモンだから「メラトニン」と付けられたのです。

メラトニンは夜になると分泌され、昼間はほとんど生産されません。ということは、夜が長いほど体内のメラトニン濃度は高くなるわけです。冬のような夜の長い季節にメラトニン濃度が上昇し、春になると低下していき、夏にはかなり下がる。そして、このメラトニン濃度が性腺機能を抑制していきます。濃度が高ければ生殖機能が抑えられるのです。するとと卵巣や精巣も活動しなくなる。春になり、日照時間が長くなると、メラトニン濃度が低下しはじめ、生殖活動を開始します。春から夏にかけてが動物の発情期、交尾時期になるわけです。人間だけが、これに関係しません。その意味で、人間というのは自然に反した動物だとも言えます。

また、面白いのは、北極や南極付近に住む動物の松果体はかなり大きくなっています。日照時間が極端に短い時期、長い時期がありますので、メラトニンをたくさん産生するためと考えられています。

日内リズムと老化防止にかかわるメラトニン

日照時間の長短が、人間の性腺機能に直接は影響を与えないことはわかりましたが、メラトニンの分泌には関連してきます。二千五百ルクス以上の照度を長く与えていくと、メラトニン分泌が抑制されるのです。当然、そのことが睡眠にも影響を及ぼします。

イスラエルの視覚特別支援学校に通う生徒を対象に行なった研究がありますが、ここの生徒には睡眠障害に悩む子がとても多かったのです。その生徒たちを調べると、メラトニンの分泌パターンが普通とは異なっていた。分泌のピークが夜ではなく、日中に観察されたのです。視覚障害のある人たちが、睡眠障害に悩む原因は、メラトニン分泌に原因があったわけです。そこで、この研究者は一人の生徒に対して眠る三時間前にメラトニンを処方した。すると、この生徒は正常な眠りを手に入れたそうです。

メラトニンの濃度が高まれば眠くなってくる。夜の早い時間帯、眠る二、三時間前にメラトニンを投与すると、眠りに就く時間が早くなります。

メラトニンというのは夜遅くになると分泌されるホルモンで、朝起きてから十四時間から十六時間経つと出てきます。メラトニンの働きには抗酸化作用、つまりガンを予防する作用と老化防止の作用、免疫力を上げる作用があります。それに睡眠覚醒リズムの調整作用、性的な成熟を抑制する作用などがあります。

抗酸化作用という老化防止の働きは女性などには明らかに影響します。睡眠不足の女性は肌ががさついてくる。皮膚というのは外胚葉系ですから、脳とひとつながりなのです。脳に悪いものは肌にも悪いと言えます。

メラトニンシャワーと性的成熟

なお、メラトニンは一生のうちで一歳から五歳のころに最も多く分泌されます。メラトニンシャワーと呼ばれています。ですから、この時期に最も肉体的な成長がみられます。思春期の中学、高校生になるとメラトニンの分泌は減ってくる。すると、性腺機能の成熟への抑制がなくなり、第二次性徴がはじまるわけです。変声期、陰毛、精通現象、初経などなど。これらの性的な変化はメラトニンの分泌が減少するためなのです。

昨今の子どもたちの早すぎる生理的な成熟は、こうしたメラトニンの分泌に関係していると考えられます。早めに傾いてきている。

不眠を訴える高齢者もまた、不眠を訴えない高齢者に比べて、メラトニンの分泌が少ないのです。こういう人たちにもメラトニン療法は有効でしょう。

なお、不眠を訴える高齢者に一番いいのは、朝方、午前中にたっぷりと日の光を浴びることです。そうすることで、夜間にたっぷりとメラトニンが分泌される。高齢者には薬物療法より、運動をしたり、光を浴びたりしたほうが効果的です。

メラトニンというのは、深夜に作られます。それを松果体内部に保存しておく。朝に一時間以上、太陽光線を浴びると松果体にスイッチが入り、十四、五時間経ったころ、つまり夜の眠る前に放出されるわけです。すると、深部体温が下がってきて、眠れるようになる。ですから、朝に太陽光線が必要になるのです。

これは直射日光でなくともいいのです。窓ガラスを通した日の光でもかまいません。快晴の戸外では、冬でも三万ルクスから五万ルクス。夏には十万ルクスです。部屋の中だと窓際で二千ルクスほどです。

コラム

うつ病に有効な断眠療法

断眠療法というものがあり、かつて、うつ病の治療に用いられていました。うつ病には即効性があるとされています。

とにかく眠らせない。これは誰でも経験があると思いますが、徹夜をした翌朝は妙にハイテンションになるはずです。あれは脳のセロトニンの分泌を高めるわけです。見た目も元気そうになる。

ただ、即効性はあるけれど効果は持続しません。そのときだけ、うつ状態を脱することができる。自殺の危険性がある場合など緊急避難的に用いて、それからじっくりと治療していくことになるのでしょう。

これと似た効果があるのがＥＳＴ治療と呼ばれる、うつ病の電気ショック（けいれん）療法です。脳の前頭葉に百ボルトの電圧を三秒間流す。全身けいれんが起きますが、重度のう

睡眠・覚醒リズムと他のリズムとの関連

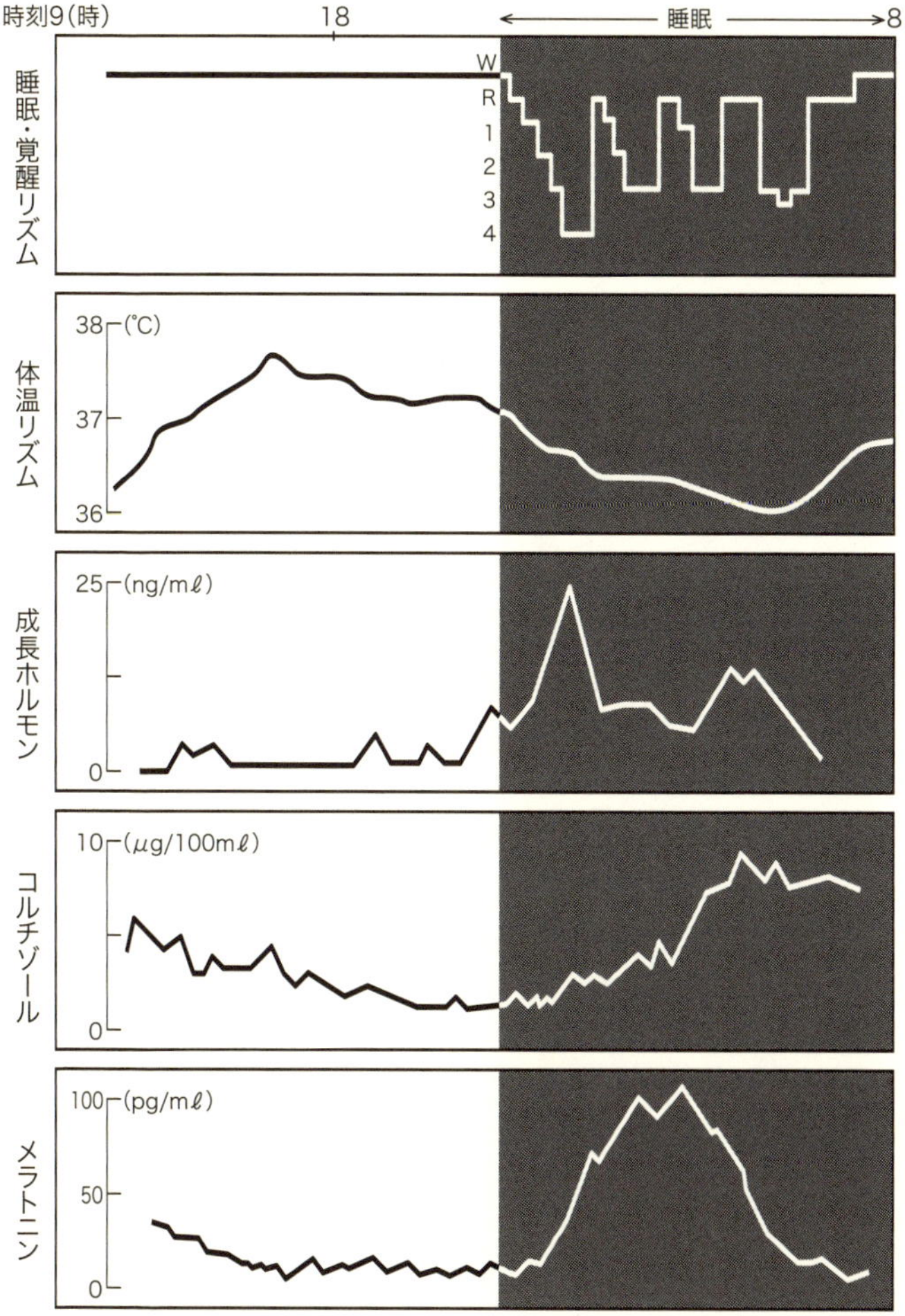

(『脳のしくみ』日本実業出版社より引用)

つ病や自殺願望の激しい患者には非常に効果があるのです。これも前頭葉のセロトニン系を高めていきます。非常に即効的ですが、効果の持続期間が短いため抗うつ薬などの薬物療法との併用がなされます。電気ショック療法は一見して残酷で怖いイメージがありますので、近年、多くの大学病院では麻酔科医の管理のもと、麻酔薬と筋弛緩薬を使って無けいれんESTがなされています。

メラトニンは暗闇ホルモン?

メラトニンは「暗闇ホルモン」とも呼ばれています。なぜかというと、メラトニンは暗くなってからしか分泌されないからです。夜間に分泌されるこのメラトニンは、免疫力を向上される作用があります。それに加えて性的早熟を抑制させる効果もあります。夜中のメラトニンシャワーを浴びることで、免疫力がつき、性的な成熟が抑えられる。

最近の子どもたちが肉体的にも脆く、また、性的に早熟なのは夜に眠らず、メラトニンの分泌が少ないからではないかと思われます。

メラトニンだけでなく、セロトニン、成長ホルモン、これらもすべて夜間に分泌されるので、睡眠はとても大切なのです。

完全主義な人の睡眠へのこだわり――睡眠負債はあとで返せる

精神生理性睡眠障害の人は、毎日一定時間眠らなければならないと考えています。毎日最低でも五、六時間眠らないと次の日に不安になる。そのために逆に不眠症に陥るわけです。元来、心配性、神経質で不安の強い人がこのタイプの不眠症になります。

このような人には眠れない場合でも、ただ横になって目をつぶって寝ているだけでも、ある程度（五〇～七〇パーセント）の休養をとる効果があることを説明して安心させます。

また、睡眠負債という考え方があって、むしろ四日、一週間というスパンで睡眠は捉えたほうがいい。この間に、ある程度の睡眠時間を確保すればいいのであっ

エプワース睡眠スケール（睡眠負債判定テスト）

自分が適切だと思う睡眠時間を数日間実行した上で、次のような状況のとき、眠たくなる度合いを0～3点で採点してください。

0点=眠くならない。　1点=たまに眠ってしまう。
2点=わりと眠ってしまう。　3点=ほぼ確実に眠ってしまう。

・座って本を読んでいるとき	点
・テレビを見ているとき	点
・会議の席など、他人がいる場所で何もしないでじっと座っているとき	点
・1時間続けて車（運転しない）や電車に乗っているとき	点
・午後、横になってもいいとき	点
・座って誰かと話をしているとき	点
・昼食後、じっと座っているとき	点
・車に乗って渋滞に巻き込まれ、数分停止しているとき	点

▶あなたの合計点は何点でしたか？　合計　　点

0～5点：睡眠負債はほとんどない。
6～10点：やや睡眠負債※がある。
11～20点：かなり睡眠負債がある。
21点以上：睡眠負債が限界に近い。

※睡眠負債とは、眠り足りない分のツケのことです。

て、一日、二日の睡眠不足（負債）はそこで解消されるわけです。今日、明日に眠れなくとも、明後日にはどっさりと眠れる。そういう考え方です。

こうした完全主義は、たとえば摂食障害でもみられます。拒食症の人は食べては、その日のうちに下剤を使って出したりする。一日ごとに食べたものをすべて出さないと気が済まないのです。しかし、便などというのは三日に一度、まとめて出しても何の問題もない。そのうち下剤を使いすぎることで腸が緩んでしまい、効かなくなってしまう。逆に便秘になりやすくなるのです。

また、不登校などでも、同じような完全主義があります。一学期はかなり休んでしまった。二学期からは真面目に登校しよう。親も教師も「頑張れ」と応援してくれる。ところが初めの一日でも休んでしまうと、「自分はもうダメだ」と考えて学校に行けなくなってしまうのです。私は、不登校の子によく「星野式不完全主義」をすすめます。学校なんて毎日行かなくてもいい、調子の悪い日は休んで、週の二日、三日でも大丈夫。それも保健室でもOK。これで週に一度でも行けば、褒めてあげる。そうすると、何ヶ月か経つとだんだん調子が出てきて、徐々に行ける回数も増してきます。

心の病でも、不安障害、神経症の人というのは例外なく完全主義です。そういう人には、こう言ってます。全勝でなくともいい。八勝七敗、九勝六敗で十分と考えるべきでしょう、と。

第二章　睡眠障害は万病のもと

睡眠障害は万病のもとと言えます。

ありとあらゆる病気が睡眠障害から出てくるのです。

精神科系の病気としては、うつ病の初発症状は不眠、中途覚醒、早朝覚醒であり、眠れないことでさらに症状が悪化していきます。統合失調症の初発症状も同じような不眠、中途覚醒、早朝覚醒などで、やはり睡眠障害なのです。さらに悪夢、怖い夢、恐怖感のある夢を毎日のように見るのも初発症状のひとつです。

自殺へ至る初発症状もまた、不眠です。自殺へのサインやシグナルを調べたところ、必ずといっていいほど不眠などの睡眠障害があります。もちろん、うつ病や統合失調症による自殺もありますが、他にもさまざまな因子が関連しています。全般的には早期兆候、早期シグナルとして睡眠不足があって、それによる判断力の低下、認知の歪みが起こり、認知力が落ちてきます。すると、すべてか無かという思考、あらゆることをマイナスに捉える思考に陥り、そして自殺へと行き着く。その発端の部分に不眠が存在しています。眠れないことで考え方がとても狭くなってしまうのです。

認知の歪みというのは、思考（考え方）が通常から著しく偏っていたり、離れていることです。普通は、物事を見つめるとき、多面的に見たり、一歩引いて全体を俯瞰したり、別の考え方もあるよと捉えていく。それが、一方向からしか物事を見られなくなるわけです。一方的にしか見られない。それと、過度の一般化ということも起きます。ひとつ、ふたつの出来事をすべての状況に当てはめて考えてしまう。

睡眠障害を悪化させるアルコール

睡眠障害は、アルコール依存症も悪化させます。眠れないことがますますアルコールへの依存を高めてしまう。さらに飲むようになるわけです。飲むと眠れないので、また飲む量が増えていく。こうした人は酒が切れると眠れなくなるのではないかと不安になるのです。実際に、断酒するとしばらくは眠れなくなる。そこでまた酒を飲む。飲むと、その一瞬は眠れますから。つまりは再発にも睡眠障害が関係しているのです。

アルコール依存症の人にも指導しているのが、睡眠薬に頼ってもいいから眠りなさいということです。

身体疾患にも、睡眠障害は多大な影響を与えます。まずは、生活習慣病。言うまでもなく高血圧症、糖尿病、高脂血症、脳梗塞、心筋梗塞などの悪化を招きます。睡眠中に分泌される成長ホルモンやメラトニンなどが睡眠の障害によって分泌されなかったり、非常に少なかったりします。そのことが生活習慣病を悪くさせるのです。

免疫力を落とす睡眠障害

睡眠障害は、免疫力を落とします。ＮＫ（ナチュラルキラー）細胞の活性力を低下させる。インターフェロン活性を落とし、インターロイキン活性を落とします。ですから、睡眠障害は、ガンを作りやすいのです。

よくストレスがガンを生じさせると言いますが、あの根底にあるのはストレスによって眠れなくなることです。愛する妻、愛する夫を亡くした、職場での地位がなくなった、経済的な損失、そうした喪失体験があると、眠れなくなるのです。そうなると、どんどん免疫力が落ち、ガンになる。とくに女性器ガン、乳ガンや子宮ガンはストレスと密接な関係にあります。

私は、いま二ヶ月に一度、あるクリニックでガン患者を集団指導しているのですが、「どうしてガンになったと思いますか?」と尋ねると、十人中七、八人が「酒、煙草、悪い食事」と答えます。ところが、十人中一人、二人は、たとえば玄米菜食などをしているのにガンになったという人がいる。さらに詳しく聞くと、やはりストレスなのです。家庭内のストレス、職場のストレス、それで眠れなくなり、ガンになっている。

ですから、ガンという病気を考えただけでも、アルコールに頼らず睡眠薬に頼ってもいいから、

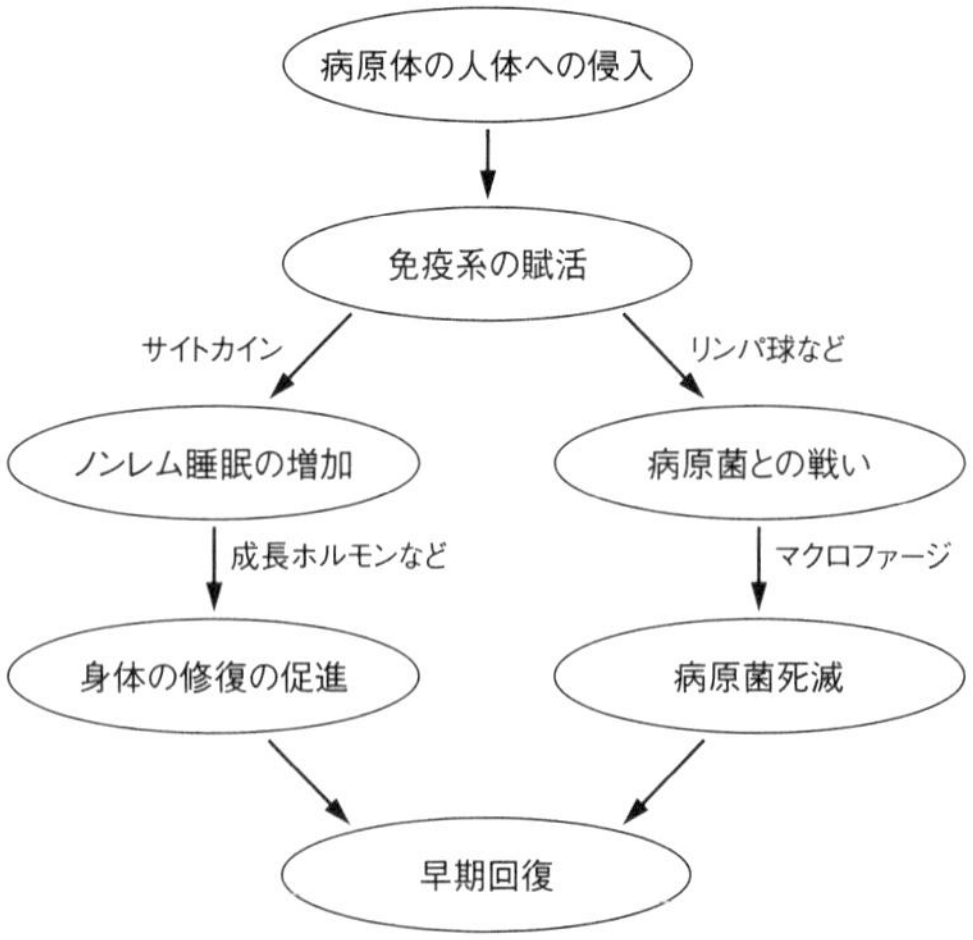

(『睡眠障害ガイドブック』弘文堂より引用)

ぐっすりと眠ることを目指したほうがいいのです。質のいい睡眠をとるようにする。ストレスそのものをなくすよう努めるのも大切ですが、それ以前に、ぐっすりと眠るほうから入っていくわけです。すると、今度はストレスに強くなっていきます。

よく眠ることで物事を冷静に、合理的に、多面的に考えられるようになるのです。

睡眠教育の必要性

子どものころから睡眠の大切さを教え込むべきでしょう。

近年、若い世代になるほど、子どもも親も睡眠の大切さを理解しないで、親の都合で、また子どものわがままで夜遅くまで起こしている場合も少なくありません。若い世代であるほど、昼間の居眠りが多く、疲れているのはそのためでしょう。

それには、テレビゲーム、携帯電話、パソコンなどに熱中するあまり睡眠不足になっていく怖さをも教えていかねばなりません。食事の内容や規則的な食事時間、酒・煙草の害、薬物の害なども交えて、すべては睡眠に結びつくということも伝えていったほうがいいと思います。

私が大学生を相手にセルフ・ディフェンス・セミナー、自分を守るための講座というのを開いたとき、お酒や煙草、薬物の害、食事の大切さ、そして睡眠の大事さなどを話したところ、多くの学生が「初めて聞きました」と言っていたのです。これでは、あまりに遅いでしょう。もっと早く、小中学生のころから教育を施さなければ、質の良い睡眠に対する捉え方を誤ってしまいます。

第三章　睡眠障害、その種類と分類1

原発性（精神生理性）不眠症——睡眠へのこだわりが生んだ不眠症

基本的な睡眠障害であり、最も多いのが、この精神生理性不眠です。軽い不眠症、ちょっと眠れない、という症状のほとんどが、ここに分類されます。

そして、客観的には眠っているのに、本人は「眠れない、眠れない」と言っていることが多いのです。

たとえば、夜中にビデオカメラを回して、その映像を見せて「ちゃんと眠ってますよ」と説明しても、納得しません。「眠っていない」と言い張ります。

一種の不眠恐怖症ですから、睡眠への「こだわり」を除いてやらない限りは、不眠症そのものは治癒しないでしょう。

人間というのは、こだわりすぎると、かえってそのことを出来なくなったりするのです。性的不能などにも、その傾向があります。性的なことにこだわりすぎると、逆に出来なくなってしまいます。

むしろ、リラックスし、こだわりを薄めていくことで、可能になったりするのです。

さて、この精神生理性不眠症ですが、では、まったく不眠とは無関係なのかというと、そういうわけでもありません。

たいていは「入眠障害」、つまり寝つけないでいることが多いのです。いつの間にか眠りに就ついているのですが、眠りの初めの部分がスムーズにいっていない。それで「眠れない、眠れない」と思ってしまうのです。

こうした症状が引き起こされるにはきっかけがあり、それは心配事やストレス、それに騒音だったりします。誰もが経験する一過性の不眠と同様です。

一度、そうした不眠を経験することから精神生理性不眠症ははじまります。

こうした人は、一過性不眠をとても大きく捉えてしまいます。病的で危険なものと思ってしまうのです。すると、次には不眠恐怖症になってしまう。ここに陥ってしまうと、夜になるのが怖くなり、不安、緊張が持続してしまいます。すると、ますます眠れないという思いにとらわれてしまう。悪循環なのです。

これは、ある意味で学習された不眠症と言えるでしょう。

状況依存的な不眠症

ところが、この精神生理性不眠症の人は、電車などに乗っていると眠れたり、テレビを見ながら、読書をしながら眠ってしまったりします。よく「枕が変わると眠れない」という人がいますが、逆に枕が変わって、出張先のホテルなどのほうが眠れたりするのです。環境が変わることで、ぐっすりと眠れることがある。

これは、不登校児のひとつのパターンに似ています。登校拒否というのは、対人恐怖で同級生や教師と会うことが怖くなってしまう。平日、朝いつまでも起きられず、身体症状も表れてきます。それで、家から出られなくなる。やがて、無気力になっていきます。ところが、この児童が夏休みに知っている人が誰もいないところ（沖縄、北海道など）に遊びに行くと、対人恐怖がなくなり、元気を取り戻すことがあるのです。

これを「状況依存的」と呼びますが、不登校にしろ、ＥＤ（勃起不全）にしろ、そして精神生理性不眠症にしろ、軽い不安・緊張からくるものは、かなり状況依存的なものだとは言えます。うつ病や統合失調症、精神疾患による不眠の場合、どこにいても眠れません。昼間だろうと夜だろうと、場所が変わろうが何しようが、まったく眠れないのです。この「状況依存的」かどうかは大きな鑑別のポイントです。

そこが大きく異なる点です。

不眠症に陥りやすい性格

状況依存的という場合、では、どのような場面で「眠れない」という症状が起きてくるかを突きとめなければなりません。

その点を私は問診で詳しく聞いていくようにしています。「星野式根掘り葉掘り」とも呼ばれるのですが、彼の、彼女の不眠が何かの病気に由来するものなのか、それとも精神生理性不眠なのかは、そうしたやり取りからわかっていくのです。

本来は睡眠ポリグラフィーを取りますが、これは専門病院でなければ置いていません。それに代わるものとして、詳細な問診が大切でしょう。

精神生理性不眠症になりやすいタイプというのは、あります。いくつか挙げてみますと、不安感・緊張感の強い人、神経質な人、内向的な人、取り越し苦労の多い人、負けず嫌いの人、完全主義の人などなど。

完全主義不安、予期不安

最後の完全主義というのは、けっこう大きな要因です。毎晩、八時間眠らなくてはいけない、七時間眠らなくてはいけないと思い込んでしまっている。その日に完全な睡眠をとらなければいけないと決めつけているのです。すると、一日でも睡眠時間がそれに満たないと、自分は不眠症ではないかと思ってしまうわけです。

これを完全主義不安といって、より不安が強まっていきます。

別に三日に一日だけ十分に眠ればいい、週末に帳尻を合わせればいい、そういうふうに思えるタイプのほうが、逆にすんなりと眠れます。

完全主義の人は一日単位で考えたがる傾向にあります。毎日毎日が完璧でなければいけない。これは不眠症だけでなく、不登校も摂食障害も共通した心理なのです。その日を完璧に過ごそうと考えるから、一度、崩れると眠れなくなり、学校に行けなくなり、食べた分を戻さなければならなくなる。

もうひとつの特徴として、「予期不安」があります。

あることに対する不安が、数時間前、数日前から起きてしまう。「今晩も眠れるだろうか」という思いが、五時間前、三時間前から湧いてきて、「あと四時間だ」「あと二時間だ」と不安を先取りしてしまうわけです。

これはパニック障害にもみられる症状で、電車に乗る、バスに乗る、そのとき発作が起きたらどうしようという「予期不安」があるのです。ＥＤ（勃起不全）なども、同じ状態に陥ります。

私は、まずは「星野式不完全主義」をすすめるようにしています。

不登校の児童が、たまたま一ヶ月ぶりに学校に来た。教師や友だちは「偉いな、よく来たな、明日も来いよ」って励まします。でも、その児童にしてみたら、「やっと一ヶ月ぶりに登校したのに、明日のことなんかわからないや」と思ってても、「はい、来ます」と答えてしまう。そして、翌日は学校に行けなくなり、先生との約束を破ったということで、さらに不登校がつづくことになるのです。

私は「不完全でいい」ということで、○○君は自律神経失調症があるから、初めはどうしても調子が悪いので、週に一、二日からはじめようと言います。教室に入れなければ保健室だっていい。そこからはじめていくわけです。

そうして三ヶ月、半年という長い期間で、完全主義を溶かしていって、楽な気持ちで行動できるようにもっていく。

睡眠状態誤認

また、精神生理性不眠症には睡眠状態誤認というものもあります。客観的にはそれほど問題なく眠れているにもかかわらず、「眠れない」「心配だ」といって病院に来るような人です。

そして、こうした睡眠状態誤認には本人の性格が大きく関与しています。モーズレイ性格検査という有名な性格判断がありますが、これで言いますと内向的で、神経症的な傾向の大きい人ほど睡眠状態誤認になりやすい。

実は、この内向的で、神経症的な性格というのは、日本人に多いのです。これは遺伝子のせいでもあります。最近わかってきたのは、5HTT（セロトニン・トランスポーター）という遺伝子があり、これにはロング遺伝子とショート遺伝子とがある。このうちロング遺伝子のほうが不安には強く、ショート遺伝子は不安に弱いのです。そして、日本人というのはショート遺伝子がはるかに多かったわけです。

ですから、日本人に心配性や神経症が多く、とくに対人神経症、対人恐怖症はとても多いのです。アメリカでは、たとえばニューヨークで対人恐怖症を調べたところ、ほとんどいなかったというデータもあります。文献でも、「対人恐怖症」はローマ字で「TAIJIN　KYOUFU　SHOU」と記されていたりします。

そのため、日本人には睡眠状態誤認が多いとも言えるわけです。

不眠症になるきっかけ

精神生理性不眠症のきっかけというのは、パニック障害などと同じで、必ずトリッガー（誘因）があります。これは本人に不安や心配をもたらすような事柄です。たまたま、そうした事柄に出合い、偶然に不眠を経験する。たまたま、ストレスがあり、たまたま眠れなかっただけなのです。ところが、そこから発症してしまう。もう眠れないのではないか、と不安になってくるのです。

精神生理性不眠症は、よく統合失調症やうつ病の初期段階と間違われることがあります。その違いは、精神生理性不眠症の場合は、家庭では眠りに就こうとすると眠れないのだけれど、乗り物の中だと眠れたり、テレビや読書の最中に眠くなったりします。ほかのことをしている最中に居眠りをしてしまったりする。ところが、いざ夜になり、床に就くと眠れない。自分の寝室だと眠れない。こうした状況依存性のあるものです。

ところが統合失調症やうつ病だと、どこで横になっても眠れません。そうした違いがあります。

精神生理性不眠症の治療法

精神生理性不眠症の治療法としては、問診によってある程度は環境要因と心理的要因を見極めておきます。

それからカウンセリング、精神療法と認知行動療法を行ないます。

認知行動療法には二つの方法があります。刺激制御療法と刺激制限療法。

これはどういうことかというと、刺激制御療法というのは、眠くなったときだけベッドに入る。眠くないときはベッドに入らない。ベッドは眠るときだけ使用する。ですから、ベッドに横になって本を読んだりはしない。眠れないときは、寝室とは別の部屋にいるようにします。眠れようと眠れまいと朝の起床時間はしっかり守り、昼寝も禁止です。これが刺激制御療法ですね。

これに対して刺激制限療法というのは、たとえばベッドにいる時間を平均時間のプラスマイナス十五分に設定し、起床時間を一定にする。最低でも五時間以上にし、昼寝は禁止。これは「制御療法」と同じです。その後に五日間ごとに睡眠時間を検討し、ベッドにいる時間の九割以上眠れたら、次に十五分時間を増やしていきます。こうして睡眠時間をコントロールしていく方法です。それに加えて、光や音といった刺激の制限などもあります。

精神生理性不眠症の場合は、この認知行動療法だけでかなり改善されます。薬を使うまでもなく、良くなる場合がほとんどです。

ところが内科などでは、精神生理性不眠症でも、すぐに睡眠薬を出してしまう傾向があります。それで薬に依存する体質を作ってしまいます。

「寝酒一杯」より「睡眠薬一錠」をモットーに

よく注意するのは、アルコールには気をつけなければいけないということです。精神生理性不眠症の場合は、眠れないので「寝酒だ」と言って、睡眠前にアルコールを飲む人たちがいます。アルコールで眠れるというのは、あくまで一時的なもので、すぐに効果がなくなってしまいます。そして、何よりもアルコールを飲んだ際の睡眠というのは、とても質が悪いものなのです。

ですから、アルコールに頼りがちな人ならば、超短期作用型のハルシオンなどを入眠剤として飲ませることもあります。一杯のアルコールよりは、睡眠薬一錠をすすめます。ただ、入眠剤を使用する際は、依存しないようにすることです。

また、睡眠薬というのは例外なく抗不安薬でもあります。完全主義不安や予期不安を取り除き、眠りに就かせてくれます。さらに、筋弛緩薬でもあるので、肉体をもリラックスさせてくれます。

精神生理性不眠症というのは、不安・緊張が強いわけですから、まさに、こうした作用が必要なのです。

時差症候群　欧州旅行より米国旅行がつらい理由

いわゆるジェットラグ症候群と呼ばれるもので、正式には「時間帯移動症候群」と言います。「タイムゾーン・チェンジ・シンドローム」です。普通には、「時差ぼけ」と言われています。

時差のある地域間を短い時間に、たいていはジェット機によって、移動します。そのときに時差と体内時計とにズレが生じ、その結果、さまざまな症状を引き起こすのが、この時差症候群なのです。

一応、診断基準があって、少なくとも三時間以上の時差のある地域を移動し、ほかに原因が見当たらないのに不眠、過眠、睡眠覚醒リズム障害などがみられるものです。そして、日中の作業能率の低下、食欲低下、胃腸障害、夜間排尿のための覚醒が増加、全般的な疲労、こうした症状のふたつ以上がみられることが、公的な診断の基準になっています。

ただ、普通に診れば、たいていの時差ぼけは判断が

西方飛行と東方飛行における睡眠構造の変化

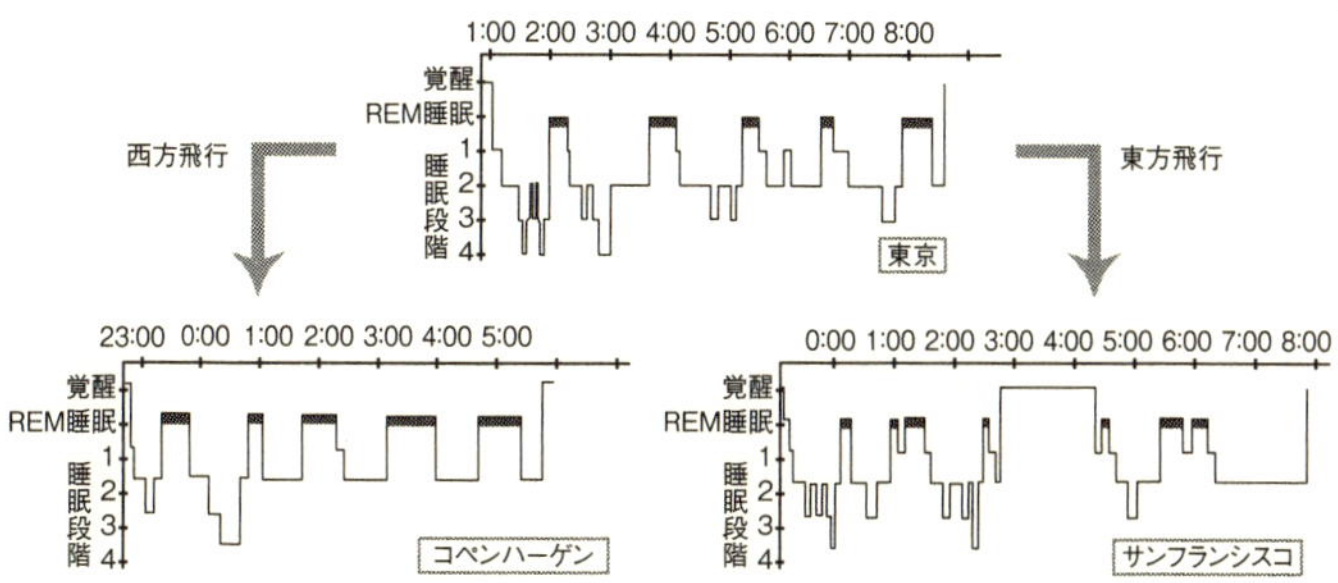

（『サーカディアンリズム睡眠障害の臨床』新興医学出版社より引用）

つきます。まず、入眠困難があります。寝つけず、容易に眠りに入っていけない。夜中に何度も目が覚めてしまう、中途覚醒。これも多くみられる症状です。その代わり、昼間に過度の眠気がある。そして、日中の覚醒レベルの低下を示す。この四つが特徴的な症状です。

とくに時差症候群というのは、東に向かう場合に重くなります。つまり、日本からだとアメリカへ向かう場合です。レム睡眠の出現時間が減少し、中途覚醒を引き起こす。全睡眠を阻害してしまいます。これが西へと向かうときは、そうした重い時差ぼけは起きない。むしろレム睡眠は増加していきます。総睡眠時間の短縮もないようです。中途覚醒もなく、総睡眠時間にも変化がない。

東方への移動は、時間の進み方が早まるわけですから、日本にいれば午後の早い時間なのに、着いた地点では夜になっている。つまり、睡眠相を前進させることになります。眠る時間ではないのに寝なくてはならない。睡眠というのは、この前進させる方向が難しいのです。むしろ、後ろへとずらして後退させるほうが楽です。ヨーロッパなどの西への移動は、後ろにずらすことになるので、眠いのを我慢していればいい。これは、体内時計が二十四時間ではなく二十五時間で動いているという説もあり、後退は難しくないのでしょう。

南北への移動はあまり時差ぼけに影響はないようです。ニュージーランドやオーストラリアへ向かう場合は、それほど大きな時差症候群はみられません。

時差症候群というのは、四時間から五時間以上の時差のある地域を、ジェット機で急速に移動した場合に起きる、と言えます。そのとき一種の心身の機能障害を引き起こします。通常は、到着して一週間以内に回復します。

現在、日本では年間に一千五百万人以上の海外渡航者がいますが、このうちの三分の二が時差症候群を経験したとあります。また、航空乗務員二百五十七名を対象にした調査によりますと、二百二十七人、つまり八八・八パーセントに時差症候群がみられ、夜の睡眠障害と昼間の眠気を訴えています。

変えやすいリズムと変えにくいリズム

問題は、外的脱同調と内的脱同調とがあることです。つまり、恒常性の強いリズムと弱いリズム、変えやすいものと変えにくいものとがあるということです。睡眠覚醒リズムというのは変えやすい。ところが、メラトニンを出すリズム、それから体内の深部体温リズム、そしてレム睡眠のリズムは変わらない。そのことで肉体が変調を来すわけです。

時差ぼけというのは、全身の自律神経症状です。先の航空乗務員の調査でも、全身の自律神経症状がみられます。頭痛、吐き気、食欲低下、胃腸障害、または心臓循環器系にも障害がみられる。メラトニンなどいろいろなホルモンとの関連でしょう。

それから、うつ病が重くなります。あれも生体リズムの病気で、飛行時間が長いほど重くなっています。

日本からアメリカに行き、何とか昼間は起きていて夜に寝ようとする。その睡眠覚醒のリズムは変えられる。ところが、メラトニンなどのリズムや深部体温リズム、レム睡眠リズムは変えられないわけです。そこで身体的な症状として表れてくるということです。

時差症候群には個人差があり、なりやすい性格というものもあります。外向的な性格の人はなりにくく、内向的な性格の人はなりやすいとされています。外向的性格の人は、内的脱同調が正常化するのが早いわけです。順応性があると言ってもいい。社会性や人間関係においての順応性は、時差ぼけにも順応性を発揮するようです。

内向的な性格の人は順応性が低く、適応能力に欠けるために、時差ぼけにもなりやすいと言えます。

また、内向的性格の人は、時差ぼけになった場合に気にしすぎるために、さらに重くしてしまいがちです。時差ぼけなど、二、三日で元に戻ると開き直っている性格の人は軽くて済みます。

時差ぼけへの対処法

対処療法としては、自分の腕時計を早めに現地時間に合わせること。そして、現地の時間に少しでも近づけた生活を、これも早めに行なうこと。数日前から早めに床に就き、早寝早起きに変えていく。睡眠相の前進のための準備をしておくわけです。普段、そうしたことを行なうのはなかなか難しいのですが、心がけるべきでしょう。出発前に十分の睡眠、休養をとるのも大切です。

現地では、朝には日光を浴びて散歩をする、飛行機内ではアルコールやカフェインの摂取を控える。機内では寝ておいたほうがいいでしょう。とくに機内でのアルコールは、気圧の関係で酔いやすい。機内での一杯の酒は地上での二杯に相当すると思ったほうがいい。現地ではホテルに閉じこもらず、地元の人と交流するなどが効果的です。さらに、眠れない場合にはメラトニンを取るのもいい。それでも眠れない場合には、超短期作用型の睡眠薬、ハルシオンなどを服用する。たとえば、日本からアメリカなど東へ向かった場合、到着したら三時間ほどの睡眠をとるのもいいでしょう。ただ、それ以上は眠らない。頑張って起きて、屋外の太陽の光を浴びる。数日間は現地の光を浴びるよう心がける。

帰国したときは、一日目はゆっくり休むようにします。

そうした対処法を覚えておきつつも、商談やスポーツの競技会など大切なイベントについては現地入りした初日は予定を組まないほうがいいでしょう。スポーツ選手でも、国内では優秀な記録を出しながら、海外では力を発揮できないタイプがいます。これなど、時差ぼけの影響が大きいようです。外交官や外務大臣などの政治家も、こうした時差ぼけに対してはタフな人がなるべきなのでしょう。

なぜ、こうした症状が起きるかというと、視床下部が体内時計、体内リズムを司っています。自律神経中枢であり、体温調節中枢、摂食中枢、内分泌中枢などなど、これらすべてが体内リズムに関連してきます。自律神経系だと、昼間は交感神経、夜は副交感神経。体温は夜に低くなり、昼間は高くなる。食欲も一定時間に起きてくる。成長ホルモン、副腎皮質ホルモン、性ホルモンなど、すべて夜間に分泌されます。こうしたものは内的脱同調を起こしやすく、変えられないのです。

リズムを崩すというのは、このたった四グラムほどの視床下部にあるさまざまな中枢機能のリズムを崩すことにほかなりません。

うつ病が、その典型です。うつ病になると、食欲がなくなり、体温調節ができなくなり、頭痛、吐き気、便秘など全身の自律神経症状が起きる。眠れなくなり、性欲も減退する。免疫力が弱まり、ガンになりやすく、感染症にかかりやすい。まさに、うつ病はリズムの病気だとも言えます。うつ病の人は時差症候群を起こすような行動はしないほうがいいでしょう。

たいていの自然に反した行為は、そのリズムを壊す役割を担ってしまうのです。ジェット機で移動するなどというのも、やはり自然に反した発想と言えるでしょう。

時差ぼけ自体は一週間ほどで元に戻ります。ただ、この時差ぼけがトリガー（きっかけ）になって、うつ病や感情障害などが悪化することはあります。

交代勤務睡眠障害　うつ病・心身症の原因となる

時差症候群と関連した睡眠障害に、交代勤務睡眠障害があります。シフトワーク・スリープ・ディスオーダーとも言います。

これは時差ぼけとは違い、社会的な影響の大きい睡眠障害なのです。しかも日本では増えてきており、ここから、うつ病、躁うつ病、自律神経失調症などを併発するケースも多いようです。定義としては、交代制の勤務スケジュールと関連し、一過性の不眠や過眠を生じるものとされています。

交代勤務というのは、看護業務や交通運輸関係、コンビニエンスストア、工場などに代表される二十四時間体制の職場における勤務体系です。日本の場合、こうした二十四時間体制の仕事に従事しているのが、全労働者の八・六パーセント、約五百八十万人に達すると推定されています。

具体的な症状は、昼間の勤務中、あるいは夜間の勤務中、眠気が襲ってくる。このとき作業能率が極端に低下します。そのために社会的な影響が生じるわけです。たとえば、看護師や工場、交通機関で、ささいなミスが大きな事故につながることがあります。投薬ミス、機械の運転ミス、交通事故などなど。交通事故の大きな原因のひとつにもなっているでしょう。または原発事故などの産業事故でも、この交代勤務睡眠障害が関連するとも言われています。

さらに、自律神経症状としての疲労感、めまい、立ちくらみ、胃腸障害、心臓血管障害、脂質代謝異常、免疫力低下なども合併することがあります。加えて感情障害として抑うつ、うつ症状など。近年、うつ病や心身症が急増している理由のひとつは、この交代勤務にあるとされています。

看護師での調査によりますと、起床困難、朝起きられないというのが、一般の人の三倍。日中の眠気は、看護師の九割にみられます。

また、私が個人的に感じているのは、看護師に喫煙者が多いこと。煙草依存です。それと、アルコール依存、睡眠薬依存もみられます。これらも交代勤務によって眠れないことが原因です。

どうして、こうした症状が起きてくるのか。恒常性の弱い睡眠覚醒リズムは交代勤務に同調できるのですが、恒常性の強い深部体温リズムやメラトニン・リズムなどは同調できず、そのために体調が悪くなっていくわけです。

交代勤務に向く人、向かない人

ただ、この交代勤務睡眠障害は個人差が非常に大きいのです。一般的に夜型の人間は朝型の人間に比べて交代制勤務に適しています。夜型人間というのは、深部体温リズムの振幅が大きく、安定しています。そのために睡眠相が後退しやすくなっています。それに対して朝型人間は、深部体温の振幅が小さく安定していない。深部体温リズムが乱れると睡眠に影響を及ぼします。昼間に仕事をして、夜に眠っている人の深部体温は、昼間に高くなり、夜間は低くなります。ところが、いつも夜勤をしている人の深部体温リズムは、バラバラになっています。一定の法則で上昇したり下降したりしない。

深部体温リズムというのは視床下部が司っていますから、ここが乱れているということになるわけです。

また、高齢者も交代勤務には順応しにくいのです。ほかにも、女性は男性に比べて交代勤務に対する耐性が低いのです。女性ホルモンの関係で、内分泌リズムと自律神経系リズムとが混乱しやすいからです。その結果、生理の時期が不規則になったりします。

時差ぼけと共通するのは、交代勤務睡眠障害も、外向的な人より内向的な人に多いということです。外向的な人は夜型人間が多いので、どちらかというと交代勤務に適していると言えます。

また、交代勤務そのもののシステムの影響があります。たとえば、交代勤務には順方向に移動していく場合と逆方向に移動していく場合とがある。日勤、準夜勤、深夜勤と遅い時間へと移動していくのが順方向、深夜勤から準夜勤、そして日勤へと移動させていくのが逆方向です。それで、交代勤務睡眠障害が起こりやすいのは、この逆方向への移動のときなのです。そして、日本では、なぜか看護体制にしても工場の交代勤務にしても、逆方向への移動システムをとっていることが多いようです。一応、理由としては逆方向のほうが人員が少なくて済むとされています。

こうした睡眠障害は夜勤を専門に行なっている人にも言えます。深夜勤務の後の日中は、正常な睡眠をとりにくくなります。夜勤後の昼間の睡眠は、持続時間が非常に短い。レム睡眠が早くに出現します。中途覚醒が多く、自律神経系の不安定が起こりやすい。

最近の疫学の研究では、日本には一割以上の交代勤務睡眠障害の人がいるのでは、と考えられています。実際には、もう少し多いようですが。

そして、この交代勤務睡眠障害の増加と、うつ病の増加とが関係しているとも言われています。

交代勤務睡眠障害への対処法

では、どのような対応法が良いのか。

交代勤務の人というのは、昼間に眠らねばならない。そのためには、遮光、遮音などの環境整備が大切です。光や音を遮って、とにかく眠りやすくする。

それに、仮眠も大事です。よく勤務先に仮眠室を設置しているところがあります。こうした部屋で、勤務と勤務の間に一時間から三時間ほど眠るのもいい。ただ、夜勤中に仮眠をとる場合には、一時間以内が好ましい。アメリカの連邦航空局では、深夜勤の場合に、午前三時前後の四十五分間の仮眠が好ましいとしています。だいたい午前一時から四時までの間の四十五分の仮眠です。日勤でも、午後一時から二時ぐらいの間の十五分、二十分の仮眠が理想的としています。昼食後にちょっとだけ眠る感じでしょうか。昔からよく言われる「食後の一睡万病丹」というのは、ある面で正しいようです。

仮眠は、食後がとりやすい。肉体にとって、最も睡眠が必要なのは脳と肝臓です。とくに肝臓は、起きているときはそうでもないのですが、横になると血流量が格段にアップします。角度が六〇度から七〇度ぐらいが、とくに血流量が増える。真横よりも良いとされています。肝臓病というのは、特効薬がなくて、基本的には安静にして必須ビタミン、ミネラルなどの栄養素を補給するのが最も効果的です。とくに睡眠が大切なのは、こういう理由からなのです。

食事、睡眠時間を不規則なままにしないで、できるだけ固定化していくことも大事です。交代勤務では、それらが崩れてしまいがちですが、ずれてきたとしても、ある程度は定時に食事をとったり眠ったりするよう心がけたほうがいい。

交代勤務睡眠障害がさらにひどくなったときは、高照度光療法が良いでしょう。夜間勤務中の室内に、五千ルクス以上の高照度光を一定時間注ぐと、覚醒度が上がり、能率が改善され、夜勤後の睡眠もまた良くなります。ただ、五千ルクス以上の照明というと、相当な明るさです。普通使われる高照度光療法というのは二千ルクスから三千ルクスですから、五千ルクス以上となると、かなりの明るさになります。

あとは薬物療法として超短時間作用型の睡眠薬も良い。逆に、夜勤中にはカフェインの摂取も効果があります。

こうした対応法に加えて、やはり勤務スケジュールを調整していくのが、本人にも社会的にも一番良い方法でしょう。

先述したように、日本の労働現場では逆方向のローテーションシフトを取っていることが多いのですが、順方向に移行させるべきでしょう。時差ぼけと同じで、睡眠相を前に進めるより、後ろにずらすほうが、人間の体は順応しやすいのです。

三交代か二交代か

三交代と二交代ではどちらが好ましいか。これは、三交代のほうが良いようです。二交代勤務の場合、どうしても夜勤のほうが時間は長くなります。普通は、十六時間以上です。すると、脳機能の低下によって集中力が落ちていき、ミスが多発します。三交代から二交代に変えたところ、ヒューマンエラーが二割以上増加したというデータもあります。

さらに、夜勤の回数も関係します。看護師を対象とした調査では、一ヶ月に夜勤回数が九回以上になると、交代勤務睡眠障害になりやすくなる。一ヶ月に八回の群よりも明らかに増えているのです。つまり、夜勤は一週間に二回程度にとどめておくほうが良いということでしょう。

女性の月経、妊娠、更年期と睡眠障害　女性にうつ病や心身症が多い理由

女性の一生はホルモンの一生と言った人がいましたが、まさに性ホルモンの推移によって成長し、変化していくものです。

小児期、思春期、性成熟期、更年期、老年期と、いずれの場合も大きく変動します。そして、そうしたホルモンの加齢に伴う長期的変化と、月経周期に伴う短期的変化とが女性の睡眠に大きく影響を与えるのです。

まず、月経前不機嫌症候群、ＰＭＤＳと言いますが、この時期に睡眠障害がみられます。女性の三割に、月経時の腹痛、頭痛による睡眠の阻害、一割は月経前一週間に不機嫌、気分不快、うつ、落ち込み、乳房腫脹などによる睡眠障害があります。

最近の研究では、黄体ホルモン（プロゲステロン）が出る黄体期におけるレム睡眠とノンレム睡眠の減少が報告されています。

また、妊娠中については、妊娠随伴睡眠障害とも呼ばれ、初めはよく眠りすぎる、過眠からはじまります。そこから重度の不眠に発展します。

そして、とくに妊娠末期においては総睡眠時間の減少、短縮がみられます。中途覚醒と睡眠効率の低下。それに夜間頻尿が増えます。これは子宮が大きくなることで膀胱が圧迫されるためでしょう。

妊娠月数が増すごとに入眠が障害されていきます。そのぶん、昼間の眠気が増加します。体重

増加に関連して、夜間に下肢のこむら返りが起こりやすくなる。これは血中の鉄分、カルシウムの不足によるものです。あと、むずむず脚症候群も多くみられます。それに睡眠時無呼吸症候群は、肥満妊婦に多いようです。

妊娠中に睡眠障害のある人は、産後うつ病になりやすいのです。それと、育児ノイローゼにもなりやすい。

次に、更年期の問題があります。女性では四十歳代から更年期を迎えて、五十一、五十二歳をピークにして閉経する。このときの更年期障害が重くなると、更年期うつ病になります。このとき全身の自律神経症状を伴う。

これは視床下部の老化が影響しています。エストロゲン、卵巣刺激ホルモンが出なくなり、つまりは閉経してしまう。エストロゲンというのは、これ自体に抗不安作用があるので、出なくなると不安感にとらわれてしまう。当然、睡眠中枢にも影響し、それで睡眠障害も併発するわけです。更年期障害の特徴的な症状として顔のほてりがありますが、夜中に眠っていても顔面紅潮が起こる。それに発汗。その前後五分以内に中途覚醒が起きます。不眠と顔のほてりは密接につながっているのです。これもまた自律神経症状のひとつで、頭痛、肩凝り、不安感、憂うつ、いらいら感なども伴います。

睡眠に関する問題を抱えている人というのは、圧倒的に五十代、六十代の女性が多いのです。更年期不眠と呼ばれたりします。

本当は、男性にも更年期があります。ただ、女性と違って、わかりにくい。非常に長期間にわたって、四十代、五十代、六十代と徐々に表れてきます。うつの症状、それに男性ホルモンの低下からインポテンツになりやすい。

月経、妊娠、更年期に伴う睡眠障害への対処法

治療法としては、漢方療法、低用量ピルを使ったホルモン療法、それに少量の睡眠剤の併用が行なわれます。さらに軽い抗うつ薬も使うことがあります。女性の月経に伴ううつや月経前不機嫌には、効果的です。

月経前というのは、軽うつなのです。いらいらし、不機嫌になり、そして不眠がみられる。うつ病というのはリズムが崩れると起きるわけですから、リズムを取り戻してやることで改善されるのです。

ただ、妊婦の場合には、睡眠薬の服用には気をつけねばなりません。とくに妊娠初期に睡眠薬を投与すると奇形児が生まれる可能性もありますし、妊娠末期の睡眠薬投与では、新生児の哺乳困難、筋緊張低下がみられることがあります。あと、黄疸、肝機能障害などなど、新生児に影響が表れることがあります。

分娩前の睡眠薬の連用では、新生児に離脱症候群、神経過敏症、振戦（手の震え）なども起きる可能性があります。

それでも、日本では昔から妊娠と思われた時点で、睡眠薬、お酒、煙草などをやめる傾向があ

ります。ただ、最近の風潮としての「できちゃった婚」では、妊娠後もお酒や煙草をやめないケースも多く、新生児への影響が危惧されます。

更年期の睡眠障害では、通常のうつ病治療とともにホルモン補充療法（ＨＲＴ療法）を行ないます。エストロゲンを投与しますと、一、二週間以内に若返ったかのように元気になります。ただ、この療法には乳ガンを発生させやすいというデメリットもあるので、積極的には推奨できません。

夜に眠れなくてもいいから、まず朝になったら太陽光線を浴びること。それから、ビタミンＢ類、マグネシウム、カルシウム、カリウム、亜鉛などの必須ミネラルを含んだ食事。そうしたライフスタイルの指導で随分と良くなっていきます。とくにビタミンＢと亜鉛は効果的です。サプリメントも良いのですが、タンパク質と結合しないために吸収効率があまり良くない。やはり食事の中から取るのが望ましいでしょう。野菜、海草、豆、それに玄米。つまり和食が理想的だということになります。また、和食は西洋食と違って肝臓に負担をかけないので、ＰＭＤＳにも効きます。

更年期障害の場合、心理的要因から起きる睡眠障害という側面もあります。更年期障害のかなり重度の人たちを調査したところ、夫や子どもに関する悩みなどが背景にありました。もちろん、生物学的に内分泌ホルモンが関係はしているものの、同時に心理的な要因にも左右されるわけです。その意味で、広義の心身症のひとつとみてもいいでしょう。

コラム

人間の子どもは神経系の未熟児

人間が馬や牛と異なり、生まれてすぐに立てないし歩けないのは、神経系が未熟だからです。他の動物に比べ、神経系全体が大きく、それが機能しはじめるまでに一年ほどの時間が必要です。人間の脳はあまりにも発達しすぎたため、生まれてすぐに立てて、歩けて、話せるためには、母親のお腹の中に最低でも二年間はいなければなりません。それは到底無理な話です。人間にとって最大の弱点である神経系は、妊娠中の睡眠薬、酒、煙草によって大きな打撃を受けてしまいます。また、男児に障害児が多いのは、生まれたとき女児に比べて神経系がより未熟なために、これらの不利な要因によるダメージが一層大きいからです。男性ホルモンが、神経系の発達を阻害すると考えられています。産褥期にあって、新生児の神経系はとても未熟なものということを念頭に置いて、生活していったほうがいいでしょう。

睡眠障害を伴う身体疾患　痛みとかゆみは睡眠の敵

睡眠障害を伴う身体疾患の原因には、痛み、かゆみ、それと呼吸困難があります。これらの身体症状は、健康な睡眠を阻害するものです。

まず、痛み。これは、たとえばガンの末期などがそうです。次の、かゆみは、アトピーが代表的なものでしょう。そして、呼吸困難としては気管支ぜんそく、慢性閉塞性肺疾患（ＣＯＰＤ）などです。これらは、睡眠障害を引き起こします。

慢性閉塞性肺疾患というのは、最近増えてきている病気で、日本でも二百数十万人の患者がいると言われています。喫煙やぜんそくから移行しやすく、長時間の咳、息切れがみられ、呼吸障害による入眠困難が起きます。何週間にもわたって水に溺れたような苦しさがつづき、酸素吸入、あるいは気管の切開などで対応しますが、それでも十分には改善されない。意識ははっきりしているのに、苦しさが続く。このような状態ですから、不眠とともに、うつ症状も合併してきます。

この病気では、治療薬として気管支拡張剤を用いますが、これはカフェインと同様に覚醒作用があります。それで、ますます眠れなくなる。かといって、睡眠薬を使うと、今度は呼吸抑制作用、筋弛緩作用があるため、呼吸が苦しくなります。そして、一歩間違うと、死につながります。本当に難しい病気なのです。

不眠とうつ症状は相乗効果がありますから、不眠が強くなると、うつもひどくなります。

痛みによる睡眠障害としては、ガンの末期が典型的な例です。このような疼痛が著しい病気では、不眠症が引き起こされ、うつの症状も合併します。

アトピーのかゆみを悪化させる睡眠障害

かゆみについては、アトピー性皮膚炎、老人性皮膚掻痒症などがあります。高齢者になると皮膚がかゆくなる。こういう皮膚のかゆみによって、入眠障害、中途覚醒が増えてくる。重症になると、総睡眠時間が短縮し、深い睡眠、ノンレム睡眠が著しく減少します。

アトピー性皮膚炎にも心身症の側面があり、幼児期、学童期からの親子関係の歪みなどが影響することがあります。かゆみによって、夜も眠れないと、さらにいらいら感がひどくなり、余計にかゆみが増す。そして睡眠障害もひどくなるという悪循環に陥ります。

アトピーによるかゆみの発作は、入眠時と中途覚醒時に多くみられます。なぜかといいますと、入眠時には深部体温が低下し、それで睡眠に入るわけです。深部体温を低くするために、皮膚の表面の温度が高くなります。表面から体熱が放散し、体内のほうの温度が下がる、という仕組みなのです。皮膚の表面の温度を高くするためには、細い動脈が拡張し、血流量を増やします。そうすると、アトピー性皮膚炎や皮膚掻痒症の人たちはかゆみを覚えるわけです。

かゆみについての対策は、とくにアトピーの場合には室内のほこりや花粉、家ダニなどを、出来る限りきれいに保つことでしょう。部屋の空気もそうですし、寝具や畳、じゅうたんなどの掃除も心がけます。とくに、枕や布団は汗を吸収し、ダニの温床になりやすいので、要注意です。

それと、アトピーの人は眠っているときに、体中を掻いてしまい、皮膚が傷だらけになっていたりします。爪を伸ばさないこと、寝る前には必ず手を洗うこと、また、通気性のある手袋をして寝るのもひとつの方法です。

高齢者の睡眠障害　高齢者の五割に睡眠障害

今後、さらに問題化する高齢者の睡眠障害

これからますます高齢者が増えていくでしょう。その中で、高齢者というのは「睡眠弱者」なのだという認識が必要です。高齢者にとって、数多くの身体疾患、精神疾患は睡眠障害の原因になりますし、また、高齢者に特有の睡眠障害も表れてきます。

現代は二十四時間活動社会になってきています。そうした生活のパターンが広く浸透しています。ところが、高齢者になるほど睡眠相前進となり、早寝早起きになってくるわけです。すると、社会のリズムと生活のリズムとが食い違ってくるのです。とくに都会に暮らす高齢者ほど、生活を社会に適合させるのは難しくなるでしょう。

二世代、三世代で同居している高齢者は、若年層の家族の生活サイクルに合わせねばならなくなり、ますます辛くなっていきます。

それに加えて、老人保健施設や病院などに入って環境の変化が起きると、環境適応能力の低下している高齢者には、さまざまな症状が出てきます。認知症も進行します。

私は、よく患者さんの家族に話します。病院に入院すると、認知症などはかえって悪化しますよ、と。せん妄状態も起きやすくなります。とにかく高齢者にとっては、老人保憲施設や老人ホーム、病院に入るというのはとてつもなく大きなストレスなのです。そのことを理解しなければ

いけないでしょう。

ところが、現代の医療では、こうした高齢者にも睡眠薬を処方します。本当は、高齢者ほど肝臓機能、腎臓機能も落ちていて、睡眠薬による副作用などいろいろな問題が起きやすいのです。薬物の排出までの時間が長くなりますので、ふらつきや転倒も増加します。ですから、睡眠薬は出さないほうがいい。

また、高齢者は夜間の睡眠効率が悪いため、昼寝が増えます。若い人に比べて、はるかに昼間の居眠りが増加します。

一般に、高齢者は加齢に伴って一晩ごとの睡眠時間が短縮していきます。寝つくまでの時間は長くなり、なおかつ睡眠効率も低下します。とくにステージ3、ステージ4の深い睡眠が少なくなる。また、中途覚醒も増えます。これは排尿などのため睡眠途中で目が覚めることが原

年齢と睡眠時間との関係（Roffwarg,1966）

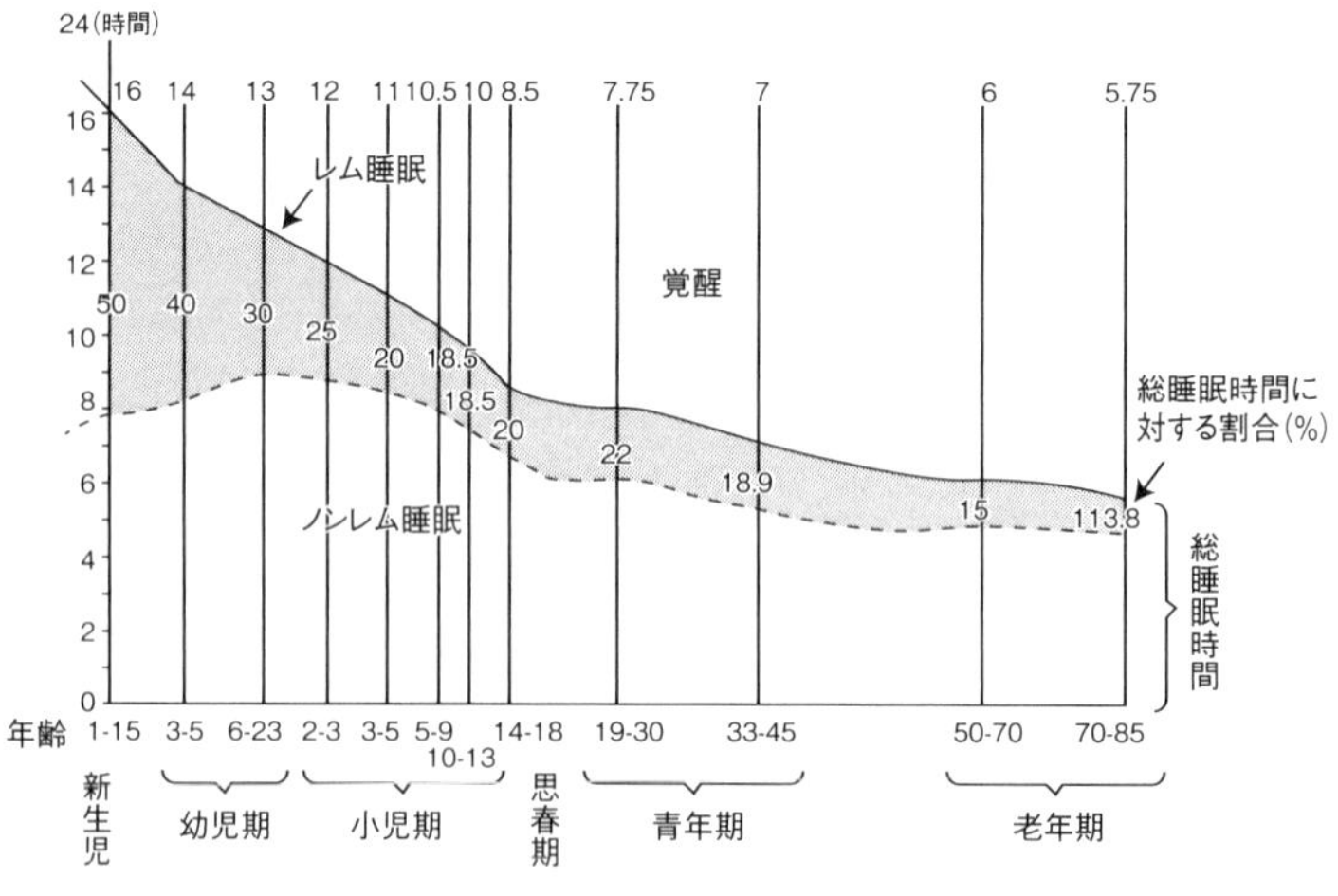

因です。早朝覚醒も増えます。老人に特有の前立腺肥大による頻尿だけでなく、原因不明の神経因性膀胱でも頻尿になります。

また、高齢者には高血圧症、糖尿病、高脂血症、脳出血や脳梗塞も多く、四肢、上肢、下肢の運動障害のため寝返りが十分にできなくなったりします。これもまた睡眠障害の原因となります。さらにパーキンソン病が多くなりますし、脊髄小脳変性症も多くなる。これもまた睡眠中の体位変換を難しくします。

老人病棟などでは看護師が体位変換をさせなければならないことも多いのです。

こうしたことに加えて、高齢者におけるうつ病では、若い世代に比べて睡眠障害の程度が重くなります。

とにかく、高齢者というのは睡眠弱者なのです。

高齢者に表れる睡眠障害

年をとるごとに睡眠障害は増えていきます。あらゆる症状で増加します。たとえば、睡眠時無呼吸は六十歳以上の高齢者では五割を超えています。精神生理性不眠症、むずむず脚症候群、レム睡眠行動異常、睡眠状態誤認、うつ病による不眠、アルコール依存症による不眠などなど、とにかく睡眠障害全般で増えてきます。

睡眠時無呼吸が高齢者に多いのは、日本人の特徴のようです。海外では、とくにそうした傾向はみられないとされています。ただ、その原因は不明です。

問題は、睡眠時無呼吸だと心臓、血管系障害のリスクがかなり高くなること。心臓病、高血圧症、脳卒中、脳梗塞、こういうリスクが高まってくる。

レム睡眠行動障害も高齢者に多い。ただ、これは原因不明で、六〇パーセントが突発性です。ただ、このレム睡眠行動障害がパーキンソン病やアルツハイマー型認知症に発展することが多いのも確かなようです。その他の脳の変性疾患にも進行していく。その意味で、レム睡眠行動障害は、最近とくに注目されています。

それに睡眠時周期性四肢運動障害も出てきます。睡眠時ミオクローヌスと同じで、眠っている間に周期的に起こる四肢の異常運動です。ぴくっぴくっと動く。一回の異常運動が〇・五秒から五秒。で、二十秒から六十秒間隔で出現します。これも高齢者ほど増えています。六十歳以上では三〇パーセントから四〇パーセントに達します。

そして、この異常運動が起きている間の睡眠は非常に質が悪くなります。深い眠りが少なく、浅い眠りが多くなります。

むずむず脚症候群もまた高齢者ほど増えています。とくに寝入りばなの安静時に生じる下肢の不快感、それによる入眠困難。下肢がむずむずしてくるわけです。虫が這うような感じ、あるいは痛み、突っ張る感じがある。よく貧血と合併してみられることがあります。あと尿毒症、関節リウマチなどとも合併するので、身体疾患と関係するようです。

加齢とともに環境因性睡眠障害というのも出てきます。寝室の騒音、高い湿度、温度変化、照明、同室者の有無、あとは枕が変わるなどの場所の変化、そうした諸々の睡眠に影響を与える環境因子によって引き起こされる睡眠障害です。

また、睡眠状態誤認というのは、終夜睡眠ポリグラフなどで調べても、しっかり眠っている。なのに本人は「眠れない」というような場合です。これは、圧倒的に高齢者に多い。昼間でもいびきをかいて眠っているのに、「うつらうつらしただけで、眠れない」と主張する。こういう人は、不安が強く、心配性で完全主義的なことが多いようです。

つまり、毎晩一〇〇パーセント眠らないと「眠った」と言えないと思っています。

高齢者への睡眠薬投与の危険性

こうした高齢者の睡眠障害に対する治療は、薬物療法が中心になりますが、今の日本の医療機関は睡眠薬を安易に処方しがちです。睡眠薬をそう軽々しく投与すべきではないのですが、今の医師は睡眠薬に頼りすぎています。とくに高齢者の場合の睡眠薬は問題が多いので要注意なのです。

高齢者は肝臓や腎臓の代謝が落ちているので、一般成人の二分の一から三分の一ぐらいからはじめるべきでしょう。一錠を半分に切って出す。若い人の代謝率の半分以下と考えたほうがいい。

それを普通の量で投与しますと、記憶障害、せん妄、徘徊、そして転倒などが起こりえます。とにかく危険です。

高齢者の場合には問題点が三つあり、ひとつは高齢者では体脂肪に薬物が貯留しやすいこと。さらに肝臓での分解の代謝機能も低下し、腎臓での排泄機能も低下することがあります。するとどうなるか。薬物の血中濃度が非常に高くなってしまう。さらに高齢者の中でも、腎臓病、肝臓病、心臓病、栄養失調症などを合併している患者は、より一層血中濃度が高まるので、最も注意をしなければなりません。ここにアルコールなどを摂取すると、すぐさま命に関わると考えていいでしょう。また、夜中になると血圧は降下する。これは高血圧の人には危ういのです。高血圧というのは、高いなら高いまま推移していけば、まだ良いのです。あるいは、低いなら低いまま推移する。それはまだ安全です。

問題は高血圧の人が降圧剤を飲んで血圧を下げる。すると血圧が変動する。そのときに脳梗塞などが起きるのです。あるいは、脳血管性の認知症。「痴呆は夜作られる」と専門家は言ってますが、まさにこのことです。

高齢者で不眠症などを理由に睡眠薬を飲んだりする。その人が心臓病、肝臓病、腎臓病などを持っている。すると、朝起きた時にぽっくり亡くなっていたりするわけです。

それほど、高齢者に睡眠薬を出すというのは慎重にならざるをえない。

二つ目の問題点は、睡眠薬の血中濃度が若年者と同じであっても、作用が強く表れることが多いのです。薬物に対する感受性が強くなり、昂進している。効果も強く、副作用も強くなります。

三つ目の問題点としては、ベンゾジアゼピン系の長時間作用型睡眠薬を服用すると、翌日への持ち越し効果が著しいので要注意です。

高齢者になればなるほど、カウンセリング、生活指導や環境調整が大事になります。しかし、医師としては薬を出さずにカウンセリングを施すと、手間暇ばかりかかるので、普通はあまりしていません。それで高齢者の睡眠障害では、問題が出てくるのです。

アルツハイマー病と睡眠障害

アメリカのアルツハイマー患者の支援団体が、薬物を使わない非薬物的アプローチに関する情報を提供しています。アルツハイマー病の夜間睡眠を保つためには、就寝環境を整えること、室温調節、照度調節、午前中の日照曝露（午前中に太陽光線を浴びさせること）、入床・覚醒時間を整える、食事時間を整える、昼寝を避ける、日中にはベッドは使用しない、日中の定期的運動、夕刻以降の過度の水分摂取は避ける（頻尿による中途覚醒を避けるため）、アルコール・カフェイン・ニコチンの摂取を避ける、疼痛性疾患などには対処しておく。そして、さらに問題なのは、アルツハイマー病患者の進行を何年間か抑える薬として、抗認知症薬（アセチルコリンエステラーゼ阻害剤）があります。アルツハイマー病患者に枯渇してきているアセチルコリンという神経伝達物質の分解を抑えてやる作用がある。最近、よく使われるようになった薬です。実は、この薬は覚醒を促し、睡眠を妨げる物質でもある。この薬を服用しているアルツハイマー病患者は、服用していない患者に比べて、二・五倍も睡眠薬の常用率が高くなっています。

つまりは、アルツハイマー病を良くするための薬が睡眠障害を起こし、睡眠薬の服用を促して、その結果、転倒や骨折を生じさせている。長期的、大局的にみて、どっちが得で、どっちが損なのか、もう一度、薬漬け医療をも含めて考え直さなければいけないでしょう。

認知症（痴呆）と間違いやすいせん妄状態

高齢者の睡眠障害で、とくに大きな問題は、せん妄状態です。これは認知症とは異なりますが、軽度の意識障害プラス興奮状態になり、幻想、妄想を伴います。記憶障害、失見当識、睡眠覚醒リズム障害などもみられます。高齢者の場合、単に眠れないのか、せん妄状態なのか判断がつかないことがあります。

高齢者が徘徊するとき、あれはせん妄状態のことが多いようです。半ば意識がわからなくなって歩き回っているわけです。それで転倒したり骨折したりする。高齢者は骨粗しょう症のことが多いので、骨折もしやすくなっています。その結果、寝たきりになり、さらに症状が重くなっていく。

夜間の徘徊などは、軽い意識障害を伴った異常行動と言えます。昼間は眠っているのですが、質の悪い睡眠しかとれていない。レム睡眠の多い状態です。

せん妄になりやすいのは、高齢者が手術した後、いわゆる術後せん妄というものです。高齢者が手術をすると、一五パーセントから四〇パーセントは、せん妄状態に陥ります。その他、睡眠薬、アルコール、発熱するような感染症、抗パーキンソン薬などの薬物でもせん妄になります。

もうひとつ、高齢者にとっては、環境の変化が最も良くないのです。入院、旅行、転居などなど。一部で「成田痴呆」と言われているのですが、高齢者を海外に旅行に連れていき、あちこち忙しく見て回って、成田空港に帰ってくる。と、頭の中が混乱してぼけてしまうのです。

せん妄の予防としては、日中はできるだけ寝させないようにする。昼寝は少なくして、夜に眠らせるようにするわけです。それと、せん妄を抑えるためには、わりと明るい部屋だと起きにくいとされているので、多少は部屋の中を明るくしておくといいでしょう。

朝はしっかりと太陽光線を浴びさせる。一時間ぐらい太陽光線を浴びると、十四時間後にメラトニンが分泌されます。高齢者は「昼間ぱっちり、夜はぐっすり」ということです。睡眠の質を良くすることで、せん妄状態も防ぐことができるのです。

コラム

睡眠効率とは？　睡眠は「長さ」と「深さ」の積

全睡眠時間、たとえば七時間寝ていたとすると、そのうちで本当に眠っていた時間の比率を出すわけです。つまり、七時間横になっていても、すべて眠っているとは限らない。これが、若者では九〇パーセントを超えます。ところが六十歳以上の高齢者では睡眠効率が七〇パーセントから八〇パーセントに低下します。

どこに変化を来すかというと、まず、中途覚醒が増加します。途中で目が覚める。徐波睡眠が減少する。この中途覚醒の時間は人によって異なりますが、数分から三十分、一時間。時にはそのまま朝まで眠れないこともあります。

また、総睡眠時間に占める徐波睡眠の割合、これが多ければ多いほど質の良い睡眠になります。この割合が四十歳から落ちてくる。四十代では徐波睡眠の割合が二十代の半分になり、六十代以降では五パーセントまで落ちてきます。つまり、高齢者はほとんど深く眠ることができないということでもあります。

これは、高齢者になるとある程度の脳障害が引き起こされるからです。まず、脳の前頭葉の機能低下。これによって睡眠障害が引き起こされます。年齢以上に前頭葉を破壊しようとしたら、アルコールが最も効果的です。アルコールを大量に摂取していると、前頭葉が萎縮して蜂の巣のようになってしまいます。アルコール依存症はとくに前頭葉が破壊されています。前頭葉が破壊されると、抑制力が弱まってきます。欲望のコントロールが利かなくなる。創造力も低下します。

それと、視交叉上核、体内時計のニューロンの破壊。アルツハイマーになると、さらに大きく破壊されます。

高齢者とは直接関係ありませんが、若年者でもＡＤＨＤや自閉症などの発達障害、うつ病、統合失調症、不安障害などの精神疾患にかかると、夜間の睡眠効率は低くなります。そして、この睡眠不足がすべての精神症状を悪循環的に悪化させていきます。

ガン年齢と睡眠効率

だいたい人間は四十代を境に免疫力が下がり、ガンの発症が増えてきます。これにはメラトニン、成長ホルモン、その他のホルモンの分泌が関係しています。

また、ガンの場合はナチュラルキラー細胞といって血管内をパトロールして、ガン細胞を殺す細胞がありますが、これが二十歳を百とすると四十代で半分、八十代で五分の一に減少します。

睡眠効率、徐波睡眠効率の低下と軌を一にしているわけです。ですから、睡眠というのは非常に免疫力と関連性が強いわけです。

風邪をひいたときに、夜ぐっすりと眠ることで完治したりします。眠っている間に成長ホルモンが分泌され、その成長ホルモンが細胞修復に関わっているためです。それと眠っている間に細胞分裂も行なわれます。つまり、徐波睡眠をしっかりとることで、免疫力が高まり、多くの病気にかかりにくくなるし、治りやすくなると言えるわけです。

アルコール依存症に伴う睡眠障害　寝酒は睡眠効率を下げる

アルコールは、少量飲むことで入眠しやすくなります。いわゆるナイトキャップです。とくに最初のうちは徐波睡眠を促進します。ところが、こうした効果は初めだけなのです。やがて睡眠の前半に抑制されていたレム睡眠が反跳的に増加する。レム睡眠異常が起きてくる。これが、アルコール性のせん妄などの原因のひとつです。

また、睡眠の後半において眠りが浅くなってくる。徐波睡眠がとても少なくなっていく。アルコールによる睡眠というのは、前半と後半とが大きく異なっている。

ビールなどは利尿作用があるため、必ずトイレに行くために目が覚めます。

また、アルコールを飲んだ後は、いびきをかきやすくなります。ひどいときは睡眠時無呼吸を悪化させることもある。これはアルコールのもつ筋弛緩作用で、喉頭の筋肉が弛緩します。すると気道を狭めてしまう。もともと睡眠時無呼吸にあたる人はアルコールによって症状が重篤になる。ですから、睡眠時無呼吸の人はアルコールと睡眠薬は飲まないほうがいい。危険なのです。

飲酒の習慣の問題もあります。毎日習慣的に飲んでいる人が入院するなどの理由でお酒をやめると、睡眠時間や睡眠効率が減少します。徐波睡眠が減り、中途覚醒が増える。これは、アルコールをやめてしばらく経っても、みられる現象です。アルコール依存症の人の再飲酒のきっかけの第一は、この睡眠障害なのです。夜、眠れないつらさがアルコールに手を伸ばさせてしまう。

このような場合、ベンゾジアゼピン系の睡眠薬を処方することが多いのですが、アルコールに耐性ができているとベンゾジアゼピン系にも耐性ができてしまう。つまり、アルコールに強くなると、睡眠薬も効かなくなるわけです。これを交叉耐性と呼んでいます。薬物が効きにくいので、使用量が多くなる。さらには、アルコールとともにベンゾジアゼピン系の睡眠薬を飲んだりすると、せん妄状態になったり心臓血管系の異常を起こしたりします。

アルコールは睡眠の質を悪くする

アルコール依存症に伴う睡眠障害、これはたいてい再飲酒がきっかけとなって不眠に陥るケースです。

アルコール依存症の人にとって不眠というのは、本当につらいものです。依存性の強い睡眠薬を中断すると不眠になる。反跳性不眠です。アルコールの場合も、反跳性不眠になるわけです。そして、アルコール依存症を治すため禁酒していた人が眠れなくて苦しくて、それで再飲酒してしまうわけです。

ＡＡ（アルコール・アノニマス）という団体や断酒会など、お酒をやめようとする人たちの扶助団体では、必ずこう言われます。「眠れなくとも気にするな」「疲労とストレスを溜めないように」と。あるいは「睡眠薬に頼りなさい」とも言われます。とにかくＡＡや断酒会にとって、酒を断った人が眠れなくなったときにどう対処するかは、とても大きなテーマなのです。

問題なのは、たとえばこういう点です。アルコールを摂取していると睡眠の質が悪くなっていきます。アルコールを初めて飲んだ人は寝つきが良くなる。しかも、深く眠れる。徐波睡眠が多くなるのです。ところが、アルコールは分解が早いので、睡眠前半だけにしか通用しない。睡眠後半になるとアルコールが切れて、中途覚醒や早朝覚醒が多くなります。

そして、三日も続けて飲むと、耐性ができてしまう。効果が薄れていくのです。初めと同じ入眠効果、徐波睡眠の深さを求めようとすると、アルコールの量を増やしていかねばなりません。このあたりは、睡眠薬よりもよほど怖いと言えます。ベンゾジアゼピン系にしても、アルコールほど耐性はありません。一週間つづけて飲んだところで、量を増やさねばならないということもない。しかし、アルコールのほうは、すぐに耐性がついてしまうわけです。

さらに離脱症状が重い。アルコールを中断した際の離脱症状、たとえばそれが睡眠障害としても現れますが、これが非常に苦しいのです。アルコールというのは、ほとんど依存性薬物だと考えたほうがいいでしょう。

なぜアル中の人は自殺しやすいか

慢性アルコール中毒の場合は、とくに徐波睡眠が少なくなってしまいます。ノンレム睡眠がだんだん減少し、中途覚醒、夜間覚醒が多くなります。レム睡眠は増えますが、全睡眠時間は短くなります。

レム睡眠が多くなるということは、夢を見ることも増え、とくに悪夢が増えていく。とにかくアルコール依存症では、かなりの高い確率で睡眠障害が引き起こされています。

さらに、慢性化したアルコール依存症の場合には、うつ病が多くなります。とくに朝方が最もうつ状態がひどくなる。これは、うつ状態の人なら誰でもそうです。朝方のほうが不安や焦燥感が増大していきます。それがアルコール依存症になると、さらにひどくなる。早朝覚醒によって、よりいっそう悪化させるわけです。

アルコールというのは、脳の前頭葉のセロトニン機能を奪ってしまいます。ハイな気分とうつ状態との二層性で、ハイが大きいと、うつ状態も深くなる。そのため、アルコール依存症の人というのは、うつ病を併発することが多いわけです。うつになると、ますますアルコールを摂取する。この相乗効果で症状が悪化していきます。そして最後は「死」へとつながっていく。

たとえば、阪神・淡路大震災の後、仮設住宅では、アルコール依存症による死者が大勢出ました。ひとつは、特例法によって一般の店でもアルコール飲料を販売できるようにし、全国からの差し入れでとくに多かったのがお酒だったことが背景としてあります。そのうえで、災害によるうつ状態が引き金となってアルコール依存症を生み出したわけです。

老人性うつ病を悪化させるアルコール

これに似た状況は、老人性のうつ病です。やはり、毎日のようにアルコールを飲んで、さらにうつ病を悪化させている。

アルコール依存症を「緩慢な自殺」と呼ぶことがありますが、まさにそうした面はあります。たとえば、アルコールそのものにも、あるいはアルコールと睡眠薬とを両方服用することでも、脱抑制が起きます。自分の抑制が取れてくるのです。そこで自殺が起きます。うつ病で自殺をする人というのは、アルコールの大量摂取から自殺に至るケースがとても多いのです。うつ病だと意欲が低下し、生きていくエネルギーがダウンしてしまっています。しかし、うつ病だけでは自殺まで進まない人も、アルコールを飲むことで抑制が取れ、そのときだけはエネルギーが高まっていく。さらには、アルコール依存症の人の自殺というのは、アルコールを摂取した後に睡眠薬を服用したときが非常に多いのです。十年以上、毎年三万人を越している自殺の原因のトップはうつ病で、二番目はアルコール依存症です。まさしく長期間の飲酒は慢性の自殺なのです。

効きにくくはなっているものの、睡眠薬がまったく効かないわけではないわけです。いわゆる「ハイになっている」状態です。そこで自殺に走ってしまうわけです。

いま、日本ではアルコール依存症が増加傾向にあります。とくに、女性、青少年、老人のアルコール依存症が増えている。このうちの老人については、うつ状態からくる飲酒が大きいようです。年をとると、喪失感がひどくなります。若さを失い、生きがい、仕事を失い、伴侶を失い、財産を失い、子どもたちも離れていき、健康を失い、うつ状態になっていくわけです。うつになり、眠れなくなる。そこでアルコールに頼るわけです。睡眠効率が低下すると、どうしても飲酒が増えてくる。そして、高齢者は高血圧や高脂血症、糖尿病などさまざまな身体疾患を持っており、アルコールによってさらに疾患がひどくなるのです。

夜ぐっすり、昼パッチリは痴呆を予防

認知症、とくにアルツハイマー型認知症における睡眠障害があります。

アルツハイマー病の危険因子は親きょうだいで罹患した人がいるかどうかの家族歴。これにより三・五倍も増えます。それから遺伝因子。これには、アポリポたんぱくEが関連しています。

それに頭部の外傷。頭を強く打った人はアルツハイマーになりやすいのです。とくに、意識を喪失するほどの強い外傷は危険です。

さらには、身体の活動性の低い人。あまり体を動かさない人はアルツハイマーになりやすいのです。

それに中年期の人。ですから、中年期以降で活動性の低い人はアルツハイマーになりやすいと言えます。

逆に、毎日運動をする習慣のある人はアルツハイマーになりにくいのです。とくに大切なのが、有酸素運動。酸素を取り込む運動がアルツハイマーの予防になります。これは前頭葉に関連がありそうです。

それと、睡眠も大切です。アルツハイマーになりやすい人は睡眠障害であることが非常に多いのです。アルツハイマーになりにくい人の、およそ五割増。睡眠障害の中でも、とくにむずむず脚症候群が多いようです。

ある調査によりますと、アルツハイマー病の人の昼寝の習慣を調べたところ、三十分以内の昼

寝の習慣があるとリスクは五分の一に低くなります。ところが、六十分以上昼寝をしていると、逆にリスクは二・六倍に高まると言います。とくにアポリポたんぱくE4、アルツハイマーになりやすい遺伝子をもった人だと、一時間以上の昼寝は危ない。

高齢者にみられる日中の昼寝は危ないのです。高齢者になればなるほど、睡眠効率は低下していきます。中途覚醒も多くなり、早朝覚醒も増える。とにかく「眠れない」という高齢者は実に多い。そこで、「睡眠薬をください」というのですが、高齢者は睡眠薬への耐性が弱く、さまざまな副作用が起きやすい。よほど量や種類を確認し、判断しなければいけません。これは、せん妄状態や転倒事故を多くしたり、翌日への持ち越し効果が強いようです。

睡眠障害は子どもの発達障害を悪化させる

発達障害というのは、いくつかに分類されます。広汎性発達障害、いわゆる自閉症。そこに高機能自閉症、その中のアスペルガー症候群、低機能自閉症がある。その他、注意欠陥・多動性障害、学習障害などなど。

いずれにしても、発達障害にとって睡眠障害は大きな問題です。睡眠効率は低く、睡眠障害に陥っているケースが多い。発達障害が重度であればあるほど、睡眠障害を伴うようになります。

低機能の自閉症だと、睡眠覚醒リズムが完全にバラバラになってしまいます。二、三時間のリズムで寝たり起きたりします。

個人的に診てきた症例としては、とにかく一晩中寝ないという場合があります。奇声を発しながら徘徊する。そうして施設中を歩き回っている。本当に四六時中、眠らないで徘徊しているのです。

そうした患者に、リスペリドン（リスパダール）を投与したところ、眠るようになりました。液剤があるので、みそ汁やお茶などに数滴垂らすと、夜はぐっすりと眠れる。眠れると、今度は昼間の問題行動も軽減されていきます。

では、どのような睡眠障害が起こるかといいますと、まず、寝つけなくなる入眠困難。それに中途覚醒と早朝覚醒。睡眠覚醒リズムの障害。それによって睡眠時間が不規則になります。そして、さまざまな睡眠に伴う障害、たとえば夜尿症、夜驚症、夢中遊行症なども引き起こされます。

症例　6歳自閉症男児の不規則睡眠覚醒リズム（1ヶ月間）

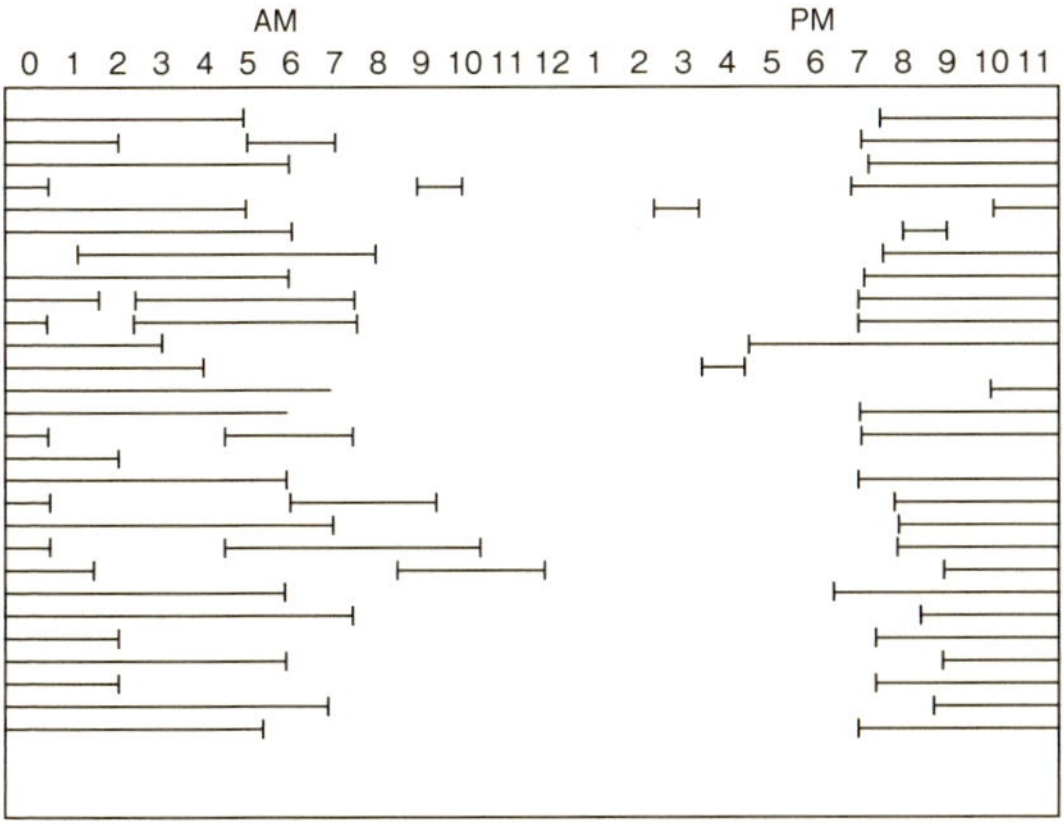

├─┤は睡眠を表す。図のように、入眠時間、覚醒時間とも
まったく不規則であり、夜間の中途覚醒も多い。

最近、アメリカでなされた大規模な調査によりますと、発達障害の中で軽いほうの大人のADHDでさえ、七一パーセントで入眠困難、八八パーセントで覚醒困難があります。これは、たとえば、目覚まし時計をかけても起きられない、というレベルです。

現在、高校生、大学生のADHDが増えていて、大学に入って親と離れて暮らすと、朝になっても起きられない若者が多いのです。睡眠覚醒リズムがとれなくなっています。入眠、覚醒、それに食事とがバラバラの時間になってしまい、自分で管理できなくなってしまいます。しかし、他人がきつく管理すると、本人は拒否的になる傾向があるのです。そのため、学校を遅刻、欠席したり、中退する人もいます。

ADHDでは、昼間の居眠りが多いのです。ADHDに交通事故が多いのは、この居眠りのせいだと言われています。それも、ぐっすりと眠るのではなく、マイクロスリープと言われる一瞬のふっとした眠り。その瞬間の居眠りでも、車は何十メートルと走っていますから、かなり危険な状態なのです。

他には、ADHDにはむずむず脚症候群、睡眠時無呼吸、夜尿症なども多い。普通、夜尿症というのは四、五歳までですが、中学生ぐらいでもまだ夜尿をしているのは、ADHD、自閉症のケースが多いのです。視床下部に自律神経系中枢があり、そこから膀胱に自律神経が行き、膀胱が拡張したときにトイレに行くように情報が伝わる。そこが上手く伝達されないわけです。夜尿症というのは、一種の睡眠障害でもあるのです。

障害児・者の問題行動に有効な朝の太陽光線

福島県に太陽の国病院というところがあります。重度の自閉症、知的障害、その他の脳障害の人たちが大勢入っています。異食症（食べられないものを食べる）、自傷行為、他者への攻撃、夜の徘徊など、さまざまな症状を示す患者さんがいます。

特にまったく不規則な睡眠覚醒リズムを示す障害児・者はこれらの異常行動が著しかったようです。

そこで、睡眠障害の専門医が、スタッフを教育し、睡眠薬を投与しながら、朝起きたときに太陽光線を浴びさせ、三十分間散歩をさせるようにしました。

すると、メラトニンが出て、劇的に夜はしっかりと眠るようになって、上記の問題行動が激減したそうです。

第四章　睡眠障害、その種類と分類2

レム睡眠行動障害

レム睡眠というのは、身体は眠って筋肉は弛緩しているのに脳は起きている状態です。逆説睡眠とも呼ばれています。

レム睡眠と密接な関係にあるのは悪夢です。そして、睡眠麻痺。つまりは金縛りです。金縛りというのは、頭がはっきりしていて覚醒に近いのに体が動かない状態です。全身の筋緊張が低下しているわけです。これはストレスなどが原因で、普通の人でも何十パーセントかにはみられます。

その他、関連するのは、レム関連陰茎勃起障害。睡眠の後半時期、つまり朝方に近い時間に陰茎が勃起してしまう。かなり長い時間持続して勃起したままです。これに似た症状が、睡眠関連疼痛陰茎勃起です。起きている状態で勃起をしても痛くはないのに、寝ているときに勃起をすると疼痛を感じる症状です。

これらにレム睡眠行動障害を加えて、レム睡眠関連障害と呼びます。

夜中に家族への暴力、徘徊をする睡眠障害

レム睡眠行動障害というのは、夜中にパートナーや家族に暴力をふるったり、かなり激しい症状です。アメリカではとくに多いらしく、自分をベッドにくくりつけて眠る男性の例が紹介され

たりもしているほどです。

暴力をふるうだけでなく、興奮してわめいたりもします。あるいは夜中に徘徊したりします。本人はこの間のことはまったく覚えていないようです。

怒鳴る、殴る、蹴る、それに加えて走りだすケースもあります。

レム睡眠に入ると、副交感神経系から交感神経系優位に急激に変化します。交感神経系が優位になると、呼吸が速くなり、心拍が増加し、血圧は上昇します。自律神経系の嵐が起きると言ってもいい。

統合失調症、うつ病、不安障害の人たちはレム睡眠のときに悪夢を見ます。それもまた自律神経系の嵐が起きているためです。

レム睡眠のとき、自律神経と関連して、感情的なものが呼び起こされるのではないかと考えられます。悲しい出来事や怒り、喜び、それらが覚醒していたときに残っていた思考やイメージに基づいて、夢として再現される。心理社会的ストレスなども、悪夢と大いに関係があるわけです。

統合失調症、うつ病、不安障害、パニック障害の人たちはレム睡眠のときに何度か中途覚醒を引き起こすことがあります。悪夢を見て、怖くなって目が覚める。これは普通の人でもストレスをかけられると、交感神経系の緊張状態が作り出され、やはり夜中に目覚めることがあります。

レム睡眠行動障害では、他者に攻撃されるという夢から、今度は自分が反撃をするものが多いのです。夢を反映した行動が増えます。

通常レム睡眠というのは、重力に対して抵抗する抗重力筋の緊張が低下し、動けないものなのです。意識はあるのに体が動かない、いわゆる「金縛り」のような状態も起きます。ところが、レム睡眠行動障害では、抗重力筋が動いてしまうのです。筋活動の低下を伴わないレム睡眠ということで、RWA（REM sleep without atonia）と呼ばれたりします。

そして、これは圧倒的に男性に多くみられる（九〇パーセント）症状なのですが、その理由はまだわかっていません。

レム睡眠行動障害は、他の神経系の病気、たとえば認知症、パーキンソン症候群などに、数年先行している場合があります。三九パーセントがパーキンソン症候群を発症するというデータがあります。

子どもの夢遊病（夢中遊行）、悪夢との違い

したがって、夢遊病（夢中遊行）などとの違いをきちんと鑑別診断する必要が出てきます。ただ、それは非常に難しく、専門医としても睡眠脳波をとるなどして調べるしかないようです。

また、悪夢とは、大人でも子どもでもみられます。これもまたレム睡眠時に見るものです。悪夢というのは、覚醒しても鮮明に覚えている。その後、なかなか眠れなかったりします。悪夢は、健常な人も見ますが、統合失調症の初期には頻繁に悪夢を見ます。そして、うつ病。怖い夢を次から次へと見るのです。

よく悪夢を見る、その後になかなか眠れなくなる、というような場合は、うつ病、統合失調症

を疑います。眠れないのと同時に悪夢を見るというのは特徴的です。

それだけ徐波睡眠が少なくなって、レム睡眠が多くなっているということでもあります。睡眠の質が悪くなっている。

もうひとつ、悪夢と強い関係があるのがPTSD（心的外傷後ストレス障害）。レイプ、震災、テロ、あらゆる事件でPTSDは起きますが、症状は似ています。鮮明に、まるで映画を見ているかのような夢を見る。それらの悪夢は、聴覚や嗅覚にまで訴えかけてきます。眠っているときは悪夢ですが、昼間にもフラッシュバックとして蘇ってきたりします。おそらく大脳辺縁系の中の扁桃核の一部が破壊されて起きる症状なのでしょう。扁桃核が小さくなってしまっている。

また、かつては睡眠時にみられる異動行動として、子どものパラソムニアがレム睡眠と関連しているとされてきました。夜驚症、夢中遊行、夜尿症など。ところが、最近の研究で、これらは徐波睡眠と関係があるとわかってきました。ノンレム睡眠のほうです。

ナルコレプシー　昼間の睡眠発作を繰り返す

ナルコレプシーもレム睡眠に関係があると考えられています。この分野での研究は、日本はかなり進んでいます。ナルコ（睡眠）、レプシー（発作）という合成語で、つまりは睡眠発作です。

ナルコレプシーというのは、たとえば昼間に十分、二十分とふっと眠ってしまう睡眠発作、あるいは大笑いしたときなどに全身の力が抜けてしまう情動脱力発作、眠りに入るときに幻覚を見る入眠時幻覚、それらに睡眠麻痺（金縛り）も合併することがあります。大きくは、この四つ、特に前二者がナルコレプシーの主症状です。

十代半ばから三十代にかけて発症し、だいたい一千人に一人の割合、患者は男性に多いのです。ナルコレプシーの人はだらしない怠け者と思われてしまいます。社会的な偏見にさらされているため、お互いをサポートするためナルコ会というものができたほどです。

睡眠発作というのは、誰でも経験したことがあるでしょう。日中でも、突然に眠くなる。授業中、会議中、商談の最中などにたまらない眠気に襲われる。ひとしきり眠った後はすっきりした状態になるのが特徴です。

ただ、この睡眠発作はナルコレプシーだけではないのです。突発性過眠症、睡眠時無呼吸症候群（ＳＡＳ）、周期性四肢運動障害、時差ぼけなどなど、他のもろもろの睡眠障害でも似たような眠気は催します。

日中の眠気という点に関しては、ナルコレプシーと突発性過眠症とは区別がつかないことがあります。しかし、眠気の激しさはナルコレプシーのほうが強いこと、ナルコレプシーは三十分以内なのに対して突発性過眠症は数時間ほども眠ってしまうことなどから、違いが明確になります。

ただ、他の睡眠障害との日中の眠気での区別は明確ではありません。

そこで睡眠潜時反復テストというものを行ないます。日中に二時間ごとに四回、たとえば昼の十二時、二時、四時、六時と睡眠ポリグラフで記録しながら、患者を入眠させます。その入眠に要する時間、入眠潜時を調べるわけです。横にさせて十分以上眠らない人は正常です。五分以内に眠ってしまう人は病的な眠気であると判断されます。五分から十分の間だと中程度となります。四回の平均値をとっての判断です。つまり四回ともに五分以内に眠れるようなら、これは病的な過眠症となるのです。

このテストでのナルコレプシーの特徴は、入眠潜時がすべて五分未満であること。そして、入眠時にレム睡眠が出現する率が四回のうち二回であることです。

次は、情動脱力発作。驚いたり、笑ったり、怒ったりしたときに膝の力がガクッと抜けるようにして全身の力が抜けてしまいます。ひどいときには床に座り込んでしまう。力が入らず、動くこともできなくなります。

それから入眠時幻覚というのは、眠りはじめにとても恐ろしい夢を見る。一般に眠りはじめて九十分ぐらいしてからレム睡眠になりますが、眠りはじめにレム睡眠が現れて、夢を見ます。正常な人では、入眠時に夢を見ることはありません。

そして、金縛り。これもまた眠りはじめのほうが多く見られます。この四つがナルコレプシーの主な症状です。

つまり、初めの二つ、睡眠発作と情動脱力発作とは目覚めているときに出る症状、後の二つ、入眠時幻覚と金縛りとは寝ているときに出る症状なのです。

診断方法は、正確を期す場合には終夜睡眠ポリグラフィーをとりますが、普通は問診などで判断します。

ただ、最近の発見ですが、ナルコレプシーの患者は血液中に一様に同じヒト白血球抗原を持つことがわかっているのです。日本人の研究でわかりました。世界中どこでもナルコレプシーの患者ならば白血球抗原が同じなのです。その理由は判明していませんが、これによって遺伝的なバックグラウンドがあることまではわかったと言えます。ちなみに、この白血球抗原と同じであってもナルコレプシーでないことがあります。ナルコレプシーが包括されているわけです。

日本人のナルコレプシーの発症率は、成人を対象とした調査では、〇・五九パーセントです。欧米では〇・〇二から〇・〇四パーセントですから、日本人のほうが十倍も多いことになります。やはりナルコレプシーを起こしやすい遺伝的な素因があるということでしょう。

睡眠麻痺（金縛り）は心霊、憑依ではなく、レム睡眠の障害

金縛りというのは、眠りに就こうとしたとき、あるいは目覚めようとしたとき、睡眠と覚醒との移行期に生じます。主観的には目覚めている。脳は目覚めている。ただ、体は目覚めていない

状態なのです。

ですから、意識はあるのに体を動かすことも、声を出すこともできない。もともと「金縛り」というのは仏教用語で、不動明王によって悪魔が抑えつけられている状態。そこから呼び名が来ています。

誰でも一度や二度は経験したことがあるかもしれませんが、これも睡眠障害のひとつと考えて良いでしょう。

睡眠麻痺には入眠時幻覚が伴います。レム睡眠に入るときに幻覚を見ます。この幻覚には多少恐怖感も伴います。通常は数十秒から数分。息は正常にできているのですが、本人は困難に感じています。幻覚は人によって異なりますが、悪魔が体の上にいたりする。

発症の因子として不規則な生活があります。不規則な睡眠習慣。ノンレム睡眠とレム睡眠との周期が乱れることで起きやすくなります。

そのため、夜勤のある人、交代勤務のある人などが発症しやすい。別名を「看護師の麻痺」とも呼ぶのは、世界的に看護師には夜勤が多いせいでしょう。

年齢的には三十代が最も多く、加齢に伴い減っていきます。一生のうちに数回程度しか経験しないようです。

なお、金縛りは、一般に七・六パーセントの人たちが「心霊、憑依、祟り」などと関係していると思っているとのデータもあります。看護師だと九・七パーセントと、そう感じる人が一般よりも多くなっています。

ナルコレプシーの治療法

治療法としては、レム睡眠を減らす作用のある薬、アナフラニールや抗うつ剤を使います。あとは、精神療法、カウンセリングによって、この病気が決して怠けや本人の努力不足ではないことを説明するのも大切です。これによって気持ちが楽になるからです。

夜間睡眠をしっかりと確保することも大切です。それでも日中に眠気が残るようなら、中枢刺激剤のメチルフェニデートなどを使用したほうがいいでしょう。

周期性傾眠症

これはクライ・ネルビン症候群とも呼ばれます。数日から、時には一ヶ月近く持続する傾眠状態のエピソードを繰り返すものです。傾眠状態の間は昼も夜も横になって眠りたがり、日中もはっきり覚醒していられません。しかし、食事、排泄、簡単な応答は可能です。傾眠エピソードの最中や終わり頃には怒りっぽくなったり、色情的、衝動的な言動を繰り返したり、食欲が亢進したり、多弁多動でお喋りになったり、落ち着きがなくなって興奮したりします。

十代の男性に好発し、しばしば発熱や過労によって傾眠エピソードが誘発されます。エピソードの頻度は発症時は月一回ぐらいが多いのですが、徐々に間隔が長くなり、逆に一回のエピソードの持続時間は長引く傾向にあります。二十代の後半には自然治癒することが多いようです。

治療法としてはメチルフェニデート（リタリン、コンサータ）を服用する。しかし、誰にでも有効というわけではありません。原因不明なだけに効かないことも多々あるのです。

子ども、青少年に広がる睡眠障害

前述したように、新生児は昼夜の別なく二、三時間ごとの短い眠りを繰り返します。生後七週目で、やっと二十四時間リズムのようなものが現れてきて、生後六ヶ月で、やっと昼間に起きて、夜に眠るという睡眠覚醒リズムができつつあります。そして、六歳になるころには昼寝の必要もなくなり、睡眠覚醒リズムが完成するのです。

これに対して福島大学の福田一彦教授が、「三〜五歳では昼寝は必要ない」という説を打ち出しました。福田教授は、主に子どもから青少年の睡眠を研究しています。

幼稚園児と保育所児との就床時間を調べたところ、保育所児が三十分遅いという結果が出たからなのです。さらに、保育所児のほうが睡眠

夜10時以降に就寝する3歳児の割合

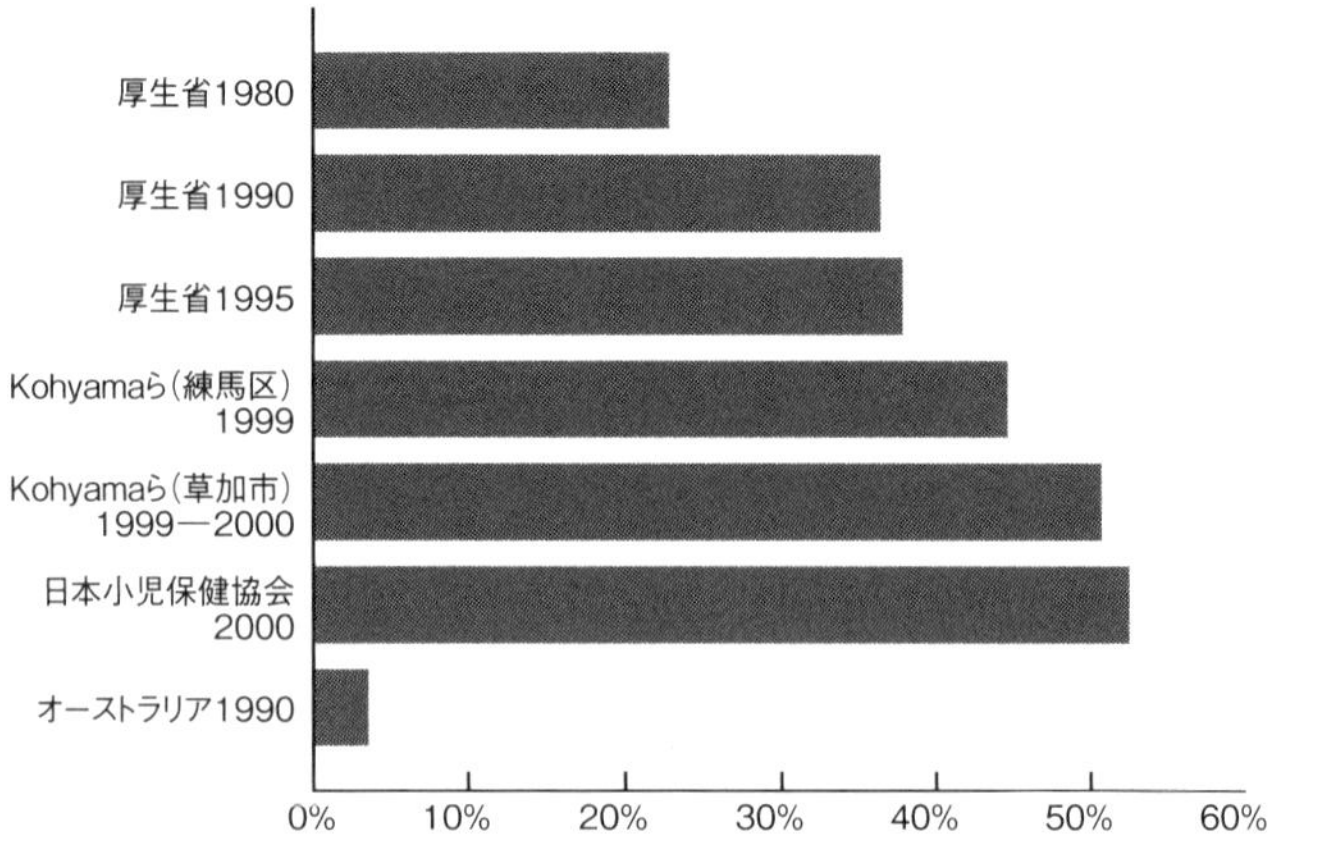

（『知っておきたい睡眠障害質問箱100』メジカルビュー社より引用）

不足化が多く、寝起きのいらいらした気分も多かった。これは保育所で昼寝をさせるためではないか、と。

昼寝をさせることで夜の寝つきを悪くし、朝の寝起きも悪くしていると考えたわけです。睡眠覚醒リズムが乱れているという結論に達しました。

悪循環になるわけです。夜の就床時間が遅くて、寝起きが悪くなる。いらいらした気分を持ったまま、保育所にくる。それで、昼寝をさせる。

これは仮説であり、一方では、大人の生活時間に合わせてしまっているから、子どもも夜更かしをし、朝寝坊になるという考え方もあります。その結果、夜間睡眠時間を補うものとして昼寝を利用している。

小学校高学年になると、やっと幼稚園児と保育所児との睡眠覚醒リズムの差がなくなります。リズムを取り戻すのに、三年から四年はかかるわけです。

さて、こうして中学、高校に進むと、今度は中高生の半分以上が昼間に仮眠しているというデータがあります。それも夕方の五時から九時の間に寝ているのです。帰宅して、夜の勉強の前に仮眠をとる。

これもまた、夜間の就床時間を遅らせる原因ではないかというわけです。仮眠の段階で徐波睡眠が現れていて、つまり質の良い睡眠をとってしまっています。この仮眠時間が遅ければ遅いほど、過眠の頻度が高ければ高いほど、就床時間は後ろにズレて、眠りの質も低下していくのです。

もうひとつ、中学生のいらいら感、不安感は、うつ状態と関係していて、それも仮眠と関係しているのでは、という説を提示しています。夕方、仮眠をとっている子のほうが抑うつや不安感が強いのです。

不登校児では、六割から八割が睡眠覚醒リズムの乱れがあったとのデータもあります。

学業成績と密接な関係にある子どもの睡眠時間

子ども、若者にも睡眠障害が広がっています。

就寝、入眠時間の平均値は、中学生で午後十一時十一分、高校生で午後十一時五十九分。午前零時以降に就寝する高校生が五〇パーセント、午前一時以降でも二一・九パーセントもいます。ほぼ真夜中に寝ていると言えるでしょう。その一方で、午後十時から十一時より前に就寝する高校生は一割しかいない。

一人で起床するのが困難なのが、小学生で六〇パーセント、起床時の眠気を訴える中学生、高校生は五〇パーセントに上っています。高校生の七三・三パーセントが授業中に眠ったり、ぼーっとしている。

入眠時間は三十年前に比べて、一時間遅くなっています。

睡眠不足を感じている生徒の割合は、小学生で五九パーセント、中学生で六七パーセント、高校生で七四パーセントと学年の進行とともに増加しています。成人した大人で五五・六パーセントですから、大人よりも多いことになります。そして、とくに睡眠不足を感じるのは、月曜日などの休日明けです。

こうした睡眠不足がどのような現象を引き起こすかというと、学習の障害、記憶の障害、注意集中の障害、感情コントロールの障害などなど。

また、小学五年生の学業成績と睡眠時間の研究をしたところ、睡眠時間の短い生徒は、学校での活動性、集中力が低下し、科目では国語と算数の成績が低下しています。高校生では、睡眠時間が短いと英語と数学の成績に影響が出てきます。

また、日本と諸外国の中学生同士の睡眠時間を比較すると、日本はアメリカより三十分短く、ヨーロッパより九十分短いのです。

こうした遅寝による睡眠時間の短い子どもたちに特徴的なのが、朝食抜きということです。それ入眠時間が午前零時以降の子どもたちは、それ以前に寝る子どもに比べて、朝食を抜く確率が

夜ふかしの理由

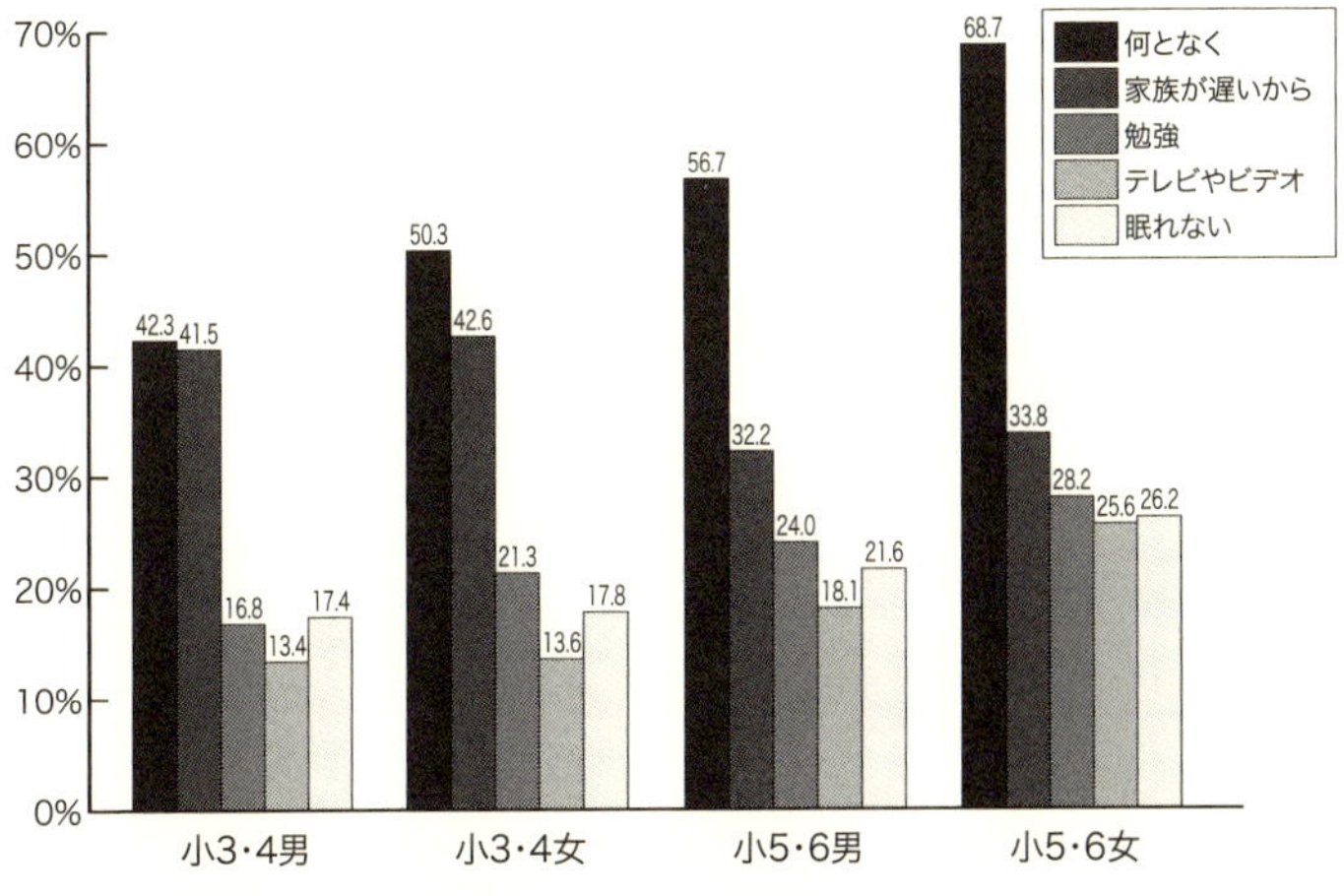

日本学校保健会「児童生徒の健康状態サーベイランス」2000年度調査

二・五倍も高いのです。また、授業中の居眠りは二・一倍というデータもあります。

　この遅寝ということに関しては、不思議なことに女子生徒のほうが多いようです。午前零時以降に就床する中学生は、女子生徒が男子生徒の一・二倍、朝食抜きも女子生徒のほうが多い。月経による眠気を補正処理したとしても、やはり男子生徒より多いのです。


　このあたりは、女子生徒のほうが携帯電話や携帯メールの利用が多く、それで夜更かしも増えているのではないかと考えられています。

　この睡眠不足は、さらに健康状態の悪化、うつ状態を生じさせています。

　また、意外なのは、睡眠不足は肥満にも関係してきます。これは、脳の視床下部に

遅寝から派生する問題点

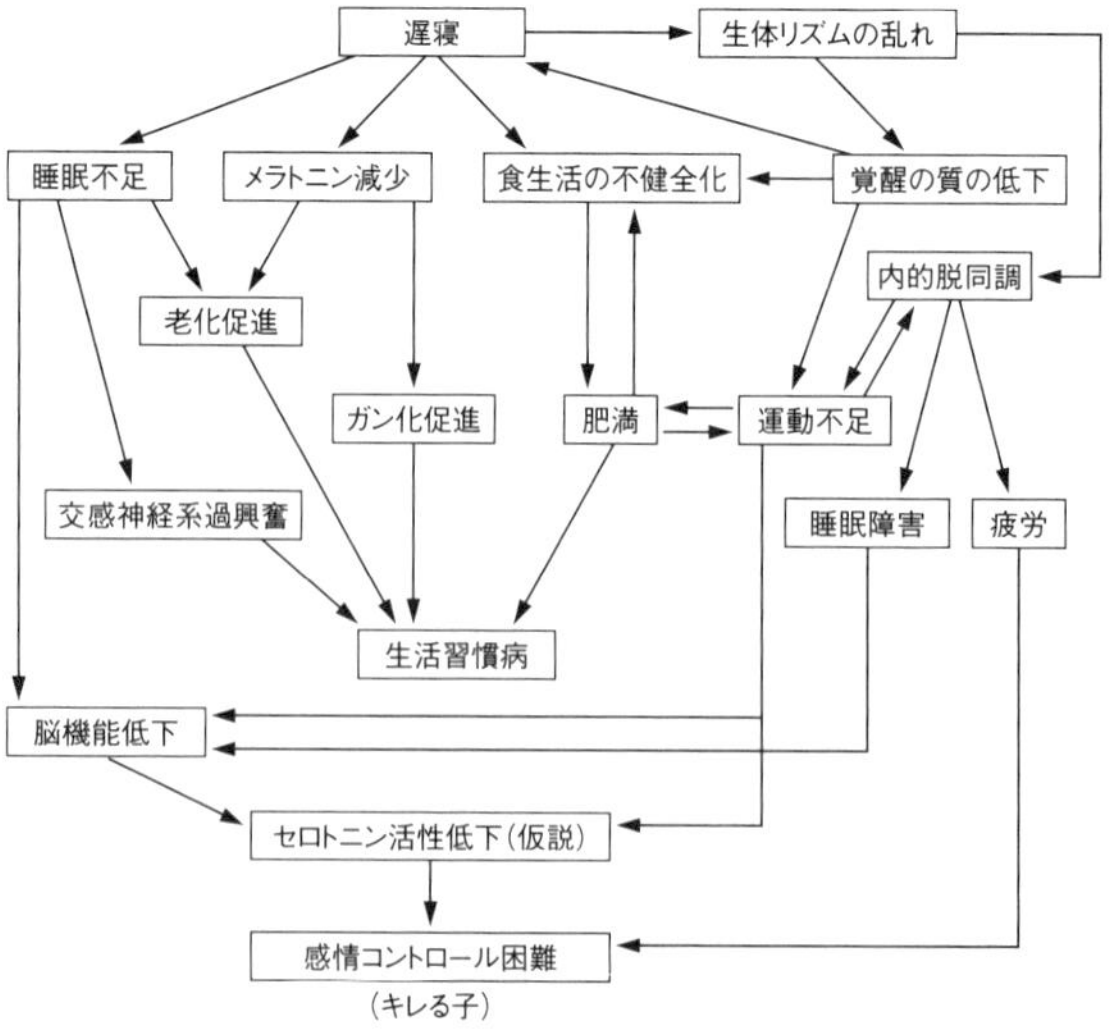

（『サーカディアンリズム睡眠障害の臨床』新興医学出版社より引用）

満腹中枢があるのですが、この満腹中枢に対して食欲を抑えるよう情報を送るホルモンをレプチンと言います。逆に、空腹感を生じさせるように働くホルモンをグレリンと言います。睡眠状態が悪化しますとレプチンが減り、グレリンが増えてきます。そうすると、食欲は昂進する一方になります。それで肥満になってしまう。それに加えて、睡眠不足だと朝食抜きに陥りやすく、その分を昼食、夕食で補おうとして過食になってしまう。それもまた肥満に結びつきます。

三歳児の肥満に影響する因子は、遺伝、両親の食生活、そして三つ目が睡眠時間となっています。六、七歳児の肥満でも、やはり睡眠時間が関係しています。

親が忙しいせいか、子どもを早くに寝かしつけず、大人と同じ就床時間にしてしまうことが多いようです。

子どもの肥満が健康に及ぼす影響は、代謝異常、耐糖能異常、高血圧、心肺機能の低下、脂肪肝などなど。大人における生活習慣病と同じものが子どもにも出てくるわけです。

睡眠不足は肥満を生む

最近の研究では、睡眠の悪化が肥満に関係するとわかってきました。

これまで睡眠障害の人は、就床時間が遅いために朝食を抜き、昼間と夜に大食いをするから太ると考えられてきたのです。ところが、ただ、それだけではない、と。人は満腹すると、視床下部にある満腹中枢に、食欲を抑えるようレプチンというホルモンが情報を送るのです。睡眠の悪化はこのレプチンを減らすことがわかってきました。

一方、食欲増進中枢に働きかけるホルモンがグレリンです。睡眠障害によって、このグレリンが増加することも判明しました。

睡眠が悪化するということは、レプチンを減らし、グレリンを増やすことなのです。食欲が制御できなくなってくる。そのために肥満になるのではないか、というのが最近の研究による成果です。

ちょうど拒食症と過食症もレプチンとグレリンの異常であることがわかっています。もちろん、こちらは睡眠障害だけでなく養育環境、家庭環境も原因となっていることが多いのです。ただ、同じようなホルモン異常が起きているのは注目すべきでしょう。

睡眠が悪化すると、とにかくお腹が減るということになります。夜更かししていると空腹を感じるのは、こうしたホルモンの異常なのです。

睡眠不足は子どもの万病のもと

他にも夜更かしの問題として、慢性の時差ぼけ状態が挙げられます。子どもは、そうした二十四時間社会に無防備であるだけに、簡単に時差ぼけに陥りやすい。

また、睡眠不足が認知能力を低下させ、学力低下につながります。いらいら感、不機嫌、攻撃性なども引き起こされると考えられます。

あと、子どもの間に蔓延する生活習慣病にも睡眠不足が影響しているようです。睡眠時間が少ないと、朝のインスリン分泌が悪化します。血糖値が上昇し、交感神経系の活動が高まるわけです。すると老化が促進されることにもつながります。

さらには性的早熟、発ガン率の増加もみられます。運動不足にもなり、これはアルツハイマー病の危険因子を高めるでしょう。

精神面にも影響があり、睡眠不足は子どもの発達障害（ＡＤＨＤ、学習障害、自閉症など）の問題を悪化させ、小児うつ病の症状（不機嫌、イライラ、無気力）を悪化させ、昼夜逆転、ひきこもり、家庭内暴力などの長期間の不登校を伴う症状を悪化させます。

とくに日本の子どもというのは、世界で最も眠らない子どもなわけです。

夜尿症は遺伝と環境が関係した睡眠障害

四歳から六歳になっても月に二回以上の遺尿症（おもらし）がある場合、夜尿症と診断されます。五歳児の一五パーセントから二〇パーセントに夜尿症がみられます。女子より男子に多く表れます。これは同年齢だと男性のほうが脳の発達が少し未熟なためです。

夜尿症はレム睡眠ではなくノンレム睡眠のときに起きます。深く眠りに就いているときに、おもらしをする。

原因としては、ひとつは遺伝、もうひとつは養育環境が考えられます。つまり、しつけ、育て方の問題で、幼児期の親によるトレーニングの方法の誤り（放任、愛情不足や過保護など）です。また、発達障害も原因として挙げられます。ＡＤＨＤ、学習障害、自閉症に夜尿症が多いのです。自律神経系の発達未熟が関係しているものと思われます。

そして、ネグレクト。親から愛されていない子どもに夜尿症、遺糞症（便もらし）が多いのは確かです。

治療法としては、たとえば欧米では徹底した行動療法がとられます。夜尿をするとアラームが鳴るような装置によって強制的に覚醒させる。それで、しつけていくわけです。

日本では、こうした強制的な治療法がとられることは少ないようです。多いのは薬物療法。三環系の抗うつ剤が用いられます。また、抗利尿ホルモンも使われることがありますが、夜尿症というのは根治するのはなかなか困難な症状です。

なかには、小学校高学年、中学生になっても治らない子もいて、合宿や修学旅行に行くときは大変です。私は、保健の先生に、夜中に起こしてあげることをすすめます。起こして、トイレに行かせてあげる。これで、その夜は夜尿症が収まります。

夜尿症については、焦らず、叱らず、受容的な育て方をしていくべきでしょう。そして、おしっこをもらさなかった日はシールを貼って褒めてあげるというオペラント法などを使うといいでしょう。

睡眠時遊行症と夜驚症は発達に伴って改善

睡眠時遊行症、いわゆる夢遊病は五歳前後からみられ、十二歳ごろに最も発症頻度が高くなります。症状としては夜中に突然起きて、徘徊をはじめます。

夜驚症のほうは五歳から七歳で発症します。こちらは、夜中に突然飛び起きて、叫んだり、泣いたりします。これが五分から二十分ほどつづき、その後、静かに眠りに就く。叫び声が主な症状といえます。

どちらも、かつてはレム睡眠の間に起こると言われていたのですが、そうではなくノンレム睡眠の間ということがわかってきました。ですから、本人はまったく覚えていないのです。レム睡眠行動障害だと、自分の行動はある程度覚えています。

原因は詳しくわかっていませんが、ストレスやトラウマと関係があるようです。いじめであるとか、養育環境の問題、そうしたストレスをもつ子に多い。それに加えて遺伝的要素も考えられます。

てんかんとの鑑別も大事で、一晩に何度も起きる場合は、脳波検査も必要になります。

夜泣きと親子関係

夜泣きについても説明します。夜泣きに関する研究は日本でしか行なわれていません。世界的に珍しいようです。

生後四ヶ月から二十四ヶ月ぐらいの大多数の乳児で夜泣きがあります。一歳六ヶ月検診で夜泣き経験が六四・九パーセント、三歳児検診で五九・九パーセントとなっています。

研究によりますと、託児所、保育所に預けられている子や祖父母に預けられて育てられている子に夜泣きが多いとされています。親との分離不安が原因にあるのでしょう。また、昼間によく泣く子にも夜泣きが多いようです。

夜泣きそのものは、よくある現象ですが、親にとってのストレスになるのも確かです。幼児虐待の理由になるのが、たいてい夜泣きです。親が精神的に未熟だったり、産褥期うつ病などに罹っていたりすると、夜泣きには耐えられなくなります。暴力をふるうと、さらに泣くため、虐待がエスカレートしていくことが多いのです。

もちろん、こうした虐待を起こす家庭というのは、ほとんどがいくつもの問題を抱えています。いわゆる多問題家庭です。経済的に苦しい、夫婦関係がうまくいってない、両親ともに若すぎて未熟である、子どもにも発達障害などの問題がある、こういうケースで虐待が起きます。若い夫婦だと、夜も遅くまで起きていることが多く、子どももそれに付き合わせています。それで、親子ともに睡眠不足、不規則な睡眠時間となるわけです。ここ十年間で児童虐待は十六倍に増えているというデータもあります。こうした虐待の背景にも睡眠障害があると考えられるでしょう。

乳児突然死症候群（ＳＩＤＳ）

ＳＩＤＳの発症率は一千人に一、二人と、決して少ない数ではありません。発症は一歳以下、だいたい生まれて十週から十二週、生後二ヶ月半から三ヶ月までの間にみられます。男女比でいうと、やや男児に多いようです。

寝るときの姿勢で、とくにうつ伏せに多いので、側臥位や仰向けに変えようというキャンペーンが欧米では行なわれました。実際に欧米では、こうしたキャンペーンによって発症率が大幅に低下しています。

乳児をうつ伏せにしないで、顔を脇に向けたり、仰向けに寝させることで、発症が抑えられるのです。

姿勢以外にも、胎児期、乳児期の親の喫煙、その副流煙の影響も指摘されています。また、母乳ではなく人工乳を飲ませると発症率が上がります。

危険因子として挙げられているのが、寝るときの姿勢、親の喫煙、人工乳の三つです。

さらに、明確な関連性はわかっていませんが、母親の年齢が若いこと、双子や三つ子といった多胎妊娠、早産による低体重の乳児などにも多いようです。

食物アレルギー不眠、夜間摂食飲水症候群による不眠

あまりよく知られていませんが、食物アレルギーが原因で起こる不眠もあります。牛乳へのアレルギーによって不眠が引き起こされることがあるようです。

また、夜間摂食飲水症候群の子は夜間に頻繁な覚醒を伴い、そこで飲食をしないと再入眠できません。夜中に起きては食べたり飲んだりして、再び眠りに就きます。

眠っていると、お腹が空くようです。やはり乳児期に人工乳を摂取したり、大量に飲ませ過ぎることで症状が誘発されます。ある程度は、親のしつけ、育て方の問題もあるのでしょう。つまり、夜中に目が覚めればミルクやジュースが飲めるというように誤った学習が行なわれた結果とも考えられています。生後六ヶ月から三歳ぐらいまでの子どもの二十人に一人は見られます。こうした親のしつけに関連する睡眠障害は、今後も増えていくのでしょう。

睡眠時遺尿症（夜尿症）

眠っているときに小便を漏らす睡眠時遺尿症、いわゆる夜尿症の発症率は四歳で三〇パーセント、六歳で一〇パーセント、十歳で五パーセント、十二歳で三パーセント、十八歳で一～三パーセントとなっています。ただ、五歳を過ぎても遺尿がつづく場合には、原発性遺尿症と考えられるので、そのための治療が必要になってきます。なお、これとは別に昼間（ちゅうかん）遺尿症

というものがありますが、両者は合併することがあります。

養護施設などの子ども、親に虐待された子どもに多くみられ、しつけの問題や脳の発達障害に関係しているようです。また、自閉症のような睡眠構造が崩れやすい子どもにも夜間遺尿症は多いのです。

歯ぎしり、いびき

八五～九〇パーセントの人たちが一生のうちに多少の歯ぎしりを経験します。そのうちの五パーセントが医学的な原因によるので治療すべきです。

大人の歯ぎしりは、普通、十～二十歳の間に始まります。平均発症年齢は十・五歳。乳歯が抜けた直後に多い。

親が歯ぎしりをすると、その子どもに歯ぎしりがみられることが多いのです。また、ストレスとも大いに関係がある。社会的な要因とストレスとが影響しています。これはストレスにより、交感神経系の活動が高まるためと考えられています。日中に抑えられていた情動ストレスが表面に出てくるわけです。

歯ぎしりが多いのは、睡眠のステージ２の時です。深くもないし浅くもない。これから眠りが深くなろうかという時に起きます。

歯ぎしりの合併症としては、歯の異常な摩耗、損傷。それから咀嚼筋の肥大、顔面痛を伴う側頭上顎関節障害などなど。

いびきについては、睡眠時無呼吸の場合にも起きますが、そればかりでもありません。普通、いびきは連続性いびきと完結性いびきとに分けられます。連続性いびきは無呼吸ではありませんが、完結性いびきは無呼吸を伴います。

また、最近の研究では、いびきに悩まされているものの睡眠時無呼吸症候群ではない患者に、日中の眠気を訴える人も少なくないことがわかりました。これは上気道抵抗症候群と呼ばれ、無呼吸ではないけど、激しいいびきをかくのです。ただ、こちらのいびきは睡眠時無呼吸症候群と比べて、音が大きいようです。呼気と吸気との両方でいびきをかく。そこで、音量も大きくなります。

いびきをかく人は高血圧症、虚血性心疾患、狭心症、心筋梗塞、脳血管障害を発症しやすくなります。

いびきに対しては七つの助言というものがあります。午後六時以降のアルコール摂取の中止、抗不安剤や睡眠薬の服用の中止、体重の減少、禁煙、側臥位での睡眠、鼻の通気の改善、それに一緒に寝ている人には耳栓の着用をすすめます。

器質性脳障害による睡眠障害　まったく不規則な睡眠覚醒リズム

器質性脳障害による不眠症はいろいろな形で出てきます。脳血管障害、脳卒中、脳梗塞、脳炎、脳症、脳腫瘍、脳の変性疾患、こうした脳の障害によって不眠症、睡眠障害が起きます。

これらの特徴としては、本人が困らないこと。困るのは家族や看護師さん、ホームヘルパーなど介護者のほうです。本人には睡眠障害の意識がありません。たいていは認知症や知的障害を併発していることが多いので、病識がないのです。

おそらく睡眠障害の原因としては、脳の睡眠中枢となる視床下部に障害を来しているためだと思われます。

器質性脳障害による不眠症は、まったくの不規則です。日によってバラバラ、昼間ずっと寝ていて夜起きていることもあれば、これが逆になることもあります。不規則ですから、少しずつ時間帯がずれていくこともない。見事なまでに、バラバラなのです。

とくに重度自閉症だと、睡眠・覚醒のリズムがひどく不規則になります。起床時間、就床時間が日によって異なってくる。

一方では、まったく眠らないという例もあります。私が診ていた自閉症の患者は、二十四時間まったく眠らない。施設にいるときは睡眠薬などで眠らせますが、外泊で自宅に戻ると三日間ずっと眠らないこともある。わめいたり、家中を歩き回ったり、あと、ドアを開けて外に飛び出たりします。大人になると体も大きくなるので、家族が大変です。

介護者にとって大変なのは夜に眠れないことです。夜にはせん妄状態、徘徊などがあり、そのたびに起こされることになります。

また、施設や病院で困るのは、大部屋に入所、入院した場合です。他の人を起こしてしまいますし、他の病室、病棟に入っていき寝たりする。男子が女子病棟に入り込んで寝ていたりするのです。これは睡眠薬のみに頼った薬物療法の場合に多くみられます。つまり、睡眠薬を服用して徘徊すると、何かにつまずいて転倒します。そして、頭などを切って、血を流したりする。精神科医は、宿直の日の夜は外科医になってしまいます。夜中の二時、三時に患者の頭の傷を縫ったりしているのですから。人によっては六、八針も縫う傷を負っていることもあります。

そうなると、多くの病院では体の自由を利かなくさせるため拘束することになる。最近は、こうした拘束について猛反対されることがあるわけです。人権無視である、と。そのためなかなか拘束もできなくなっています。拘束する場合も精神保健指定医の判を押してもらい、書類を書かなければいけない。転倒・転落による事故の危険性があるので抑制する、と書くわけです。もちろん、保健所などの監査があるため、勝手に拘束などをしては注意や指導を受けることになる。

拘束している姿は、確かに見ていてつらいし、不自由だとは思います。ただ、それと夜中に徘徊して転倒し、大きなケガを負った姿とを比較してみると、どちらが本人はつらいだろうと判断に苦慮することがあるのです。

重度の睡眠障害にも有効な朝方の太陽光線

福島県にある知的障害者の施設に勤務する精神科医が試した方法で、効果的なものがありました。それは、夕方に非定型抗精神病薬の一種のリスペリドンを投与し、なおかつ朝の太陽光線をしっかりと一時間浴びさせる。その後に運動をさせる。薬物療法と日常の生活指導を行なったところ、一気に改善されたのです。つまり、健常者の睡眠障害と同様に、脳障害による睡眠障害でも、薬物療法と生活改善を組み合わせれば良くなっていくわけです。

治療の基本はリスペリドンなどの投与で、夜はぐっすり、昼間はぱっちり、ということです。そしてビタミン療法。脳の睡眠中枢に直接作用するビタミンB_{12}を投与します。

器質性脳障害による不眠症は、他の認知症や自閉症、知的障害などの原因により、いろいろな形の睡眠障害を引き起こします。その結果、さまざまな合併症を引き起こす。こうした脳障害では、むしろ合併症が起きることで、ＱＯＬ（生命の質）を下げて、死期を早めるのではないかと思えます。ですから、睡眠の管理というのは、精神科医だけでなく内科医にとっても大事なのです。

薬物療法は効果的です。リスペリドンというのは、セロトニンとドーパミンの両方に作用します。これを投与すると、早期の統合失調症でさえ、発症後半年以内であればかなり良くなります。統合失調症、躁うつ病、自閉症にしろ、睡眠障害が問題なのです。夜長時間ぐっすり眠ることで、症状の改善がみられます。

夜に八時間程度、深く、質の良い睡眠をとらせる。すると、統合失調症などの昼間の症状が驚くほど軽減されます。それだけ睡眠というのは大切だということです。

睡眠時無呼吸症候群（SAS）

夜間のいびきと昼間の居眠りが特徴

睡眠時無呼吸症候群（以下、SAS）の定義は、七時間以上の夜間睡眠中に十秒以上の換気停止（呼吸停止）が少なくとも三十回以上出現し、なおかつ反復する無呼吸がノンレム期に認められるもの。SASは女性に比べて圧倒的に男性に多くみられます。それも中高年層です。全男性の四パーセントと言いますから、かなり多いでしょう。隠れた成人病のひとつと言われるのも、それだけ多くの患者がいるためです。SASの、アメリカでの成人の有病率は男性の四パーセント、女性の二パーセントなのに対して、日本では成人男性の三・二八パーセント、女性の〇・五パーセントとなっています。日本では圧倒的に男性に多いことがわかります。年齢では、五十歳から六十歳でピーク。

SASには閉塞型無呼吸と中枢型無呼吸とがあります。区別の方法は、閉塞型は気道が狭くなるため呼吸努力を伴います。つまり苦しいけれど息をしたいと努力する。これに対して中枢型は、呼吸努力を伴わない。また、初めは中枢型で、やがて閉塞型に移行する混合型もあります。しかし、中枢型は非常に少ないのです。中枢型と閉塞型との比率は一対九です。なお、突発性中枢型SASという人が稀に現れます。原因は不明。併発する疾患もありません。やはり酸素飽和度の低下、覚醒反応、日中の眠気がみられます。

この診断には、睡眠段階の判定、呼吸内容、心電図、動脈血酸素飽和度を把握する必要があります。動脈血酸素飽和度が普通は九〇パーセント台後半ですが、ＳＡＳだと九〇パーセントを切ることもあります。

重症度は、一時間あたりの無呼吸数と低換気数を合計したものを無呼吸低呼吸指数（Apnea Hypopnea Index：ＡＨＩ）によって表して、そこで判定します。無呼吸の長さは十秒以上。低呼吸は換気量が減少し、先ほどの酸素飽和度が三パーセント以上低下した場合。つまり、九八、九七パーセントの人が九五、九四、九三パーセントに落ちたときは重症となります。

より正確な診断のためには睡眠ポリグラフィー（ＰＳＧ）によって脳波、眼球運動、レム睡眠なども測定しなければならないのですが、この機器は日本でも限られた病院にしか設置されていないので、ほとんど臨床症状で判断することになります。臨床症状としては、夜間のいびき、窒息感、中途覚醒、尿の回数、睡眠状態、日中の眠気などです。眠気は患者によって、疲労感、消耗感、やる気のなさとしても表現されます。また、患者自身は自分の症状を過小に申告する傾向があるので、家族への問診は不可欠とされます。

●SASの重症度評価

軽　症	5≦AHI＜15
中等症	15≦AHI＜30
重　症	30≦AHI

AHI：無呼吸低呼吸指数（1時間あたりの無呼吸低呼吸の回数）

この診断はなかなか難しく、アメリカでもＳＡＳとしての正確な診断は一〇パーセント前後と言われています。つまり九〇パーセントは見逃されていることになる。日本では、おそらくそれ以上の確率で見逃されているでしょう。

ＳＡＳで問題なのは、無呼吸によって睡眠中の低酸素血症に陥ることです。酸素濃度が著しく低くなる。息を止めた状態ですから、当然でしょう。これにより高炭酸ガス血症が起きます。血中の酸素が減り、炭酸ガスが増えるわけです。脳に送られる酸素も減少しますから、十分な睡眠がとれなくなります。睡眠も分断されてしまう。

さらに、高血圧症などの身体合併症があると危険ですし、昼間の眠気が自動車事故などにつながる危険性もあります。

ＳＡＳの治療方法

治療法としては、重度の場合、解剖学的には閉塞した気管の開通をはかることです。その他の治療は、減量療法、薬物療法、経鼻的持続陽圧呼吸療法（Nasal Continuous Positive Airway Pressure：ＮＣＰＡＰ）、歯科装具などが挙げられます。確実に有効とされるのは、気管切開法とＮＣＰＡＰです。他の治療法は、絶対に有効だとは言い切れないところがあります。

ただ、普通にはやはり減量療法がすすめられます。肥満は脂肪の付着によって気道を狭くするだけでなく、横隔膜を上げてしまいます。これもまた脂肪がたまるためです。そして、肺機能を

睡眠時無呼吸の病態生理と臨床症状

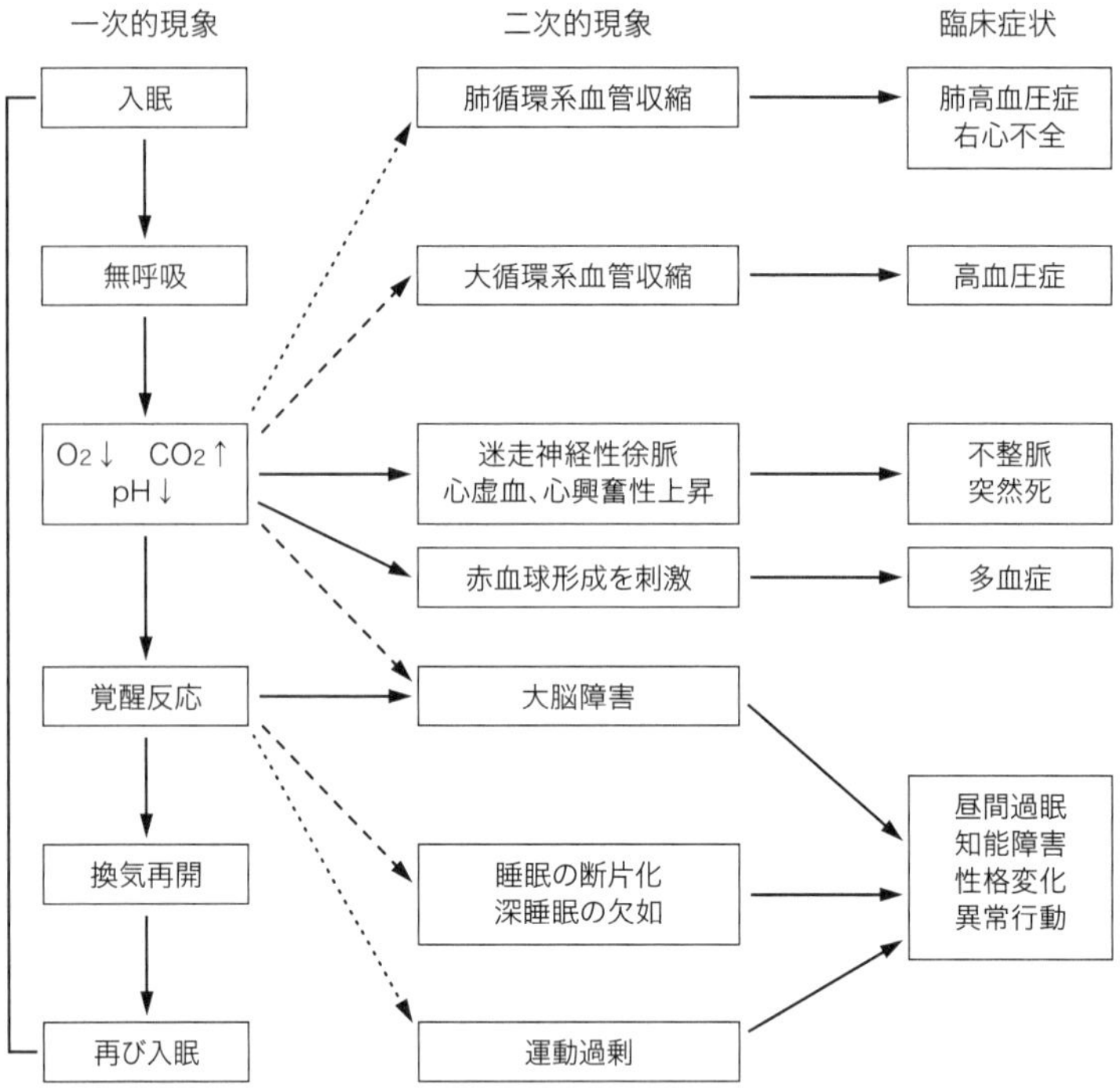

低下させる。また、中枢性の呼吸ドライブも抑制します。ですから、減量療法というのは必要不可欠なのです。ただ、減量そのものが困難であり、一時的に減量できても、長期間にわたってそれを維持するのが難しい。

それで、次の選択として薬物療法が挙がってきます。アセタゾラミドを用いますが、これは呼吸活動を促進する作用がある。軽度のＳＡＳには有効です。また、女性ホルモンのプロゲステロンも呼吸中枢を刺激するため有効です。あと、三環系の抗うつ薬も有効とされます。

ただ、薬物療法は効果が限定的で、安定しないことが多い。副作用もあるため、軽症例で、なおかつ患者を選択して使用することが大切です。

むしろＳＡＳでは薬物を摂取するより、アルコールを飲まない、睡眠薬を服用しないという禁止事項のほうが重要です。お酒はいびきをひどくしますから、当然、呼吸困難を引き起こします。

歯科装具としては、上顎より下顎を前に出して固定するマウスピースを用いると、軽症のＳＡＳには効果があるとされています。

外科的手術とＮＣＰＡＰが最も効果的とされますが、ＮＣＰＡＰ

NCPAP治療

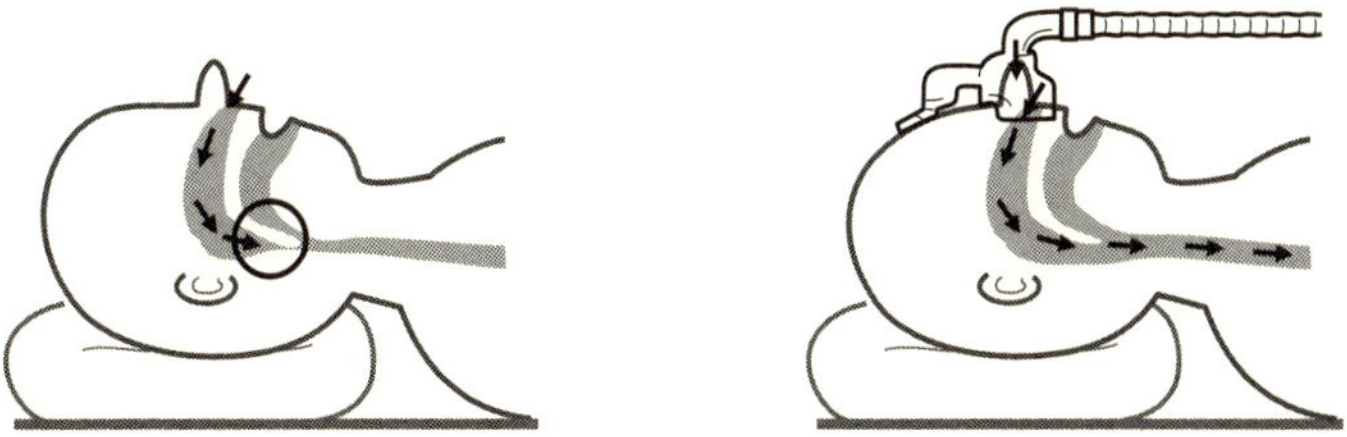

のほうは途中で着用をやめてしまう人も多いのです。装着する人の半分程度は中断してしまいます。それは年齢や重症度などと関係がなく、嫌悪感、不快感によってやめてしまう。装着することでかえって眠れなくなるという患者さんもいます。さらには、マスクの装着による閉塞感。しかし、継続的に装着できる人は、高血圧症、不整脈などの合併症にも効果がみられます。

SASは生活障害、事故、突然死を引き起こす

SASというのは、睡眠障害の中でも頻度の高い病気ですが、合併症を引き起こしやすい。高血圧症、虚血性心疾患、狭心症、心筋梗塞などなど。それによる死亡率の上昇があります。また、個人の生活障害、日中の眠気、認知機能や作業能力の低下を引き起こし、それらが事故の多発にもつながります。日中のいらいら感、集中力の低下、記憶力の低下に加えてうつ状態をも生じさせます。

重症のSASでは、死亡率が普通の人の二・六倍から二・七倍もあります。交通事故を引き起こす率が、やはり普通の人に比べて七倍。高血圧の合併率は四〇パーセント。

認知能力を下げるSAS

最近の研究で、SASでは認知能力を下げることがわかってきました。とくに高齢者では、認

知症にもなりやすいとされています。子どもの場合は学業成績を下げますし、とくに中年期では認知症になる率が高いというデータが出ています。アルツハイマーの危険因子として頭部の外傷がありますが、このＳＡＳもまたアルツハイマー病の誘発因子になるかもしれません。

脳に酸素が行かないことは、脳に大きな損傷を与えるわけです。とくに夜眠っているときに脳に酸素を送ることはとても大切なのです。脳というのは、せいぜい一千何百グラムの重さしかない。体重の二、三パーセントもないわけです。ところが、贅沢三昧の臓器で、全身で消費する糖分の二割は脳が使っている。酸素も二割。血糖値が下がると頭がぼーっとするのは、このためです。

脳というのは、常に酸素と糖分とを必要としている。

この贅沢三昧の脳が、心筋梗塞や脳出血、脳梗塞などのショック状態に陥り血圧が六〇ぐらいまで下がると、喉にある星状神経節がフル回転して全身の血液を脳に送るようになる。とにかく脳を死なせないように働くのです。四分間、酸素が途切れるだけで脳は死んでしまいます。

つまり、ＳＡＳというのは、脳に酸素が行かない状態が定期的に訪れることになります。それだけ命にも危険があるということになります。

ＳＡＳを悪化させる睡眠薬とアルコール

ＳＡＳではアルコール、睡眠薬はやめたほうがいいでしょう。これらを服用すると、喉の筋緊張が低下し、気管支の筋肉が緩んでしまう。すると、喉を塞いでしまうので、さらに呼吸が困難になってしまいます。下手をすると、舌根沈下といって喉に舌の根っこが挟まってしまい、自分で呼吸できなくなってしまいます。アルコールも睡眠薬も、筋肉緊張を低下させる作用があるので要注意です。

ＳＡＳは中高年ほどなりやすいというデータがあります。中高年の五割は、多かれ少なかれ夜中に呼吸が止まっていると考えられます。これは脳機能の低下が原因と考えられます。呼吸中枢や心臓血管中枢は延髄にあります。年をとると延髄の機能が弱まるのです。これらは自律神経中枢ですから、呼吸などをすべて司っているわけです。けっきょく、老衰による死亡というのは、こうした自律神経中枢が老化によって機能しなくなり、それで呼吸が止まる、心臓が止まるということなのでしょう。

とにかく、ＳＡＳによって睡眠不足に陥り、それを紛らわすために寝酒を飲む。これは自殺行為です。お酒を飲むのであれば、寝る数時間前に少量だけ飲むとしておくべきでしょう。

大事故の原因となるＳＡＳ

アメリカでは数百万人が睡眠障害に罹患していながら、少数民族や低所得者には睡眠医療が適用されていません。治療が施されていないのです。その中でもＳＡＳというのが、とても多い。その結果、さまざまな大災害が引き起こされています。スペースシャトルのチャレンジャー事故、スリーマイル島の原発事故などの産業事故の原因としてＳＡＳが挙げられています。ＳＡＳによる交通事故は数知れずでしょう。

日本よりも睡眠の研究については、はるかに進んでいると思われるアメリカでさえ市民の睡眠に対する知識が不足しているのです。そして、大多数のＳＡＳは放置されたままになっている。

今後も、そのことに警鐘を鳴らしていかねばならないでしょう。

むずむず脚症候群・周期性四肢運動障害（睡眠時ミオクローヌス）

これは最近わかってきた病気です。一九八八年の米国睡眠研究財団の調査で判明したのです。夜、眠ろうとしているときに、脚のふくらはぎの深いところに虫が這うような不快感が生じる。そのむずむず感で眠れなくなるわけです。夕方から夜間にかけて起きやすく、脚を動かすと改善されたり、むずむず感が消失したりするのが特徴です。

この症状に襲われると、脚を動かすとむずむず感がなくなるので、絶えず脚を伸ばしたり組み替えたりと動かすようになります。すると、なかなか眠りに就けない。

このむずむず脚症候群の患者の八割に、周期性四肢運動障害が合併します。こちらは、かつては入眠時ミオクローヌスと言っていましたが、最近ではこの呼び名は使われなくなっています。これは、脚の、とくに下肢がぴくんぴくんと持ち上がり、脚の関節が屈曲するような不随運動が生じます。よくあるのは、崖から落ちる夢を見ていて、脚がぴくんと動く。普通の人にも起こり得るのですが、患者の場合は周期的に頻繁に起きるのです。また、ＡＤＨＤや自閉症児・者にも多くみられます。

いずれも中高年に多く、疲労しているとき、カフェインをとりすぎたときなどに起こりやすい。むずむず脚症候群の診断基準は三つあります。ひとつは、夜間に起きる下肢の不快感、入眠困難、不快感は下肢を動かすことで改善されるという点。なお、むずむず脚のほうは自分で気づきますが、周期性四肢運動障害は自分ではわからず、ベッドパートナーによって発見されることが多いようです。

妊婦に多いむずむず脚症候群

これには突発性、原因不明のものと、二次性のものとがあります。二次性は、女性の妊娠中に多くみられます。妊娠の二十週目以降です。このころ妊婦には鉄欠乏性貧血が起きやすいので、鉄分が何か関係しているものと思われています。あと、腎臓病、腎疾患にも多くみられます。腎臓病による尿毒症で最も一般的に生じ、人工透析を受けている患者の六割から八割はむずむず脚症候群で苦しんでいると考えられます。

なぜ妊婦や腎臓病患者に多いのか、そのメカニズムはいまだ解明されていません。

そして、むずむず脚症候群患者の八割に合併している周期性四肢運動障害ですが、睡眠中に脚の関節に短い背屈運動が起きて、それが反復するのです。二十五秒から四十秒に一度の割合で起きます。一時間に百回以上です。そのために目が覚め、睡眠障害を引き起こしてしまう。その結果、夜の睡眠効率が低くなり、昼間は眠くなるわけです。

むずむず脚症候群も周期性四肢運動障害も、稀にぴくんという動きが上半身に生じることもありますが、たいていは脚、それも下肢に起きます。

治療法は薬物療法が効果的で、ベンゾジアゼピン系のクロナゼパムが良い。この薬は睡眠中に起きるいろいろな問題行動に効果があります。この薬では、むずむず脚症候群も周期性四肢運動障害も症状が改善されます。また、ドーパミンも良い。妊婦などで鉄欠乏性貧血がある場合には鉄剤を使います。

また、眠る前の屈伸運動、自転車こぎなどが症状を軽くします。それに脚を温めたり、逆に冷やしたりするのも効果的です。

睡眠関連疼痛性陰茎勃起

　レム睡眠には陰茎勃起が伴います。その勃起時の陰茎に痛みを感じるのが、この病気です。その痛みのために夜中に何度も覚醒してしまいます。これは、起きているときに性的興奮を覚えて勃起しても、痛みはないのです。あくまでレム睡眠で勃起したときだけに痛みを感じます。

　典型的には四十歳以上で発病します。ただ、どの年齢でも起こり得ますが、年齢とともに重症化していく傾向があります。有病率は性的問題を抱えている人の一パーセント未満ですから、それほどポピュラーな病気ではないようです。

睡眠と陰茎勃起との関係

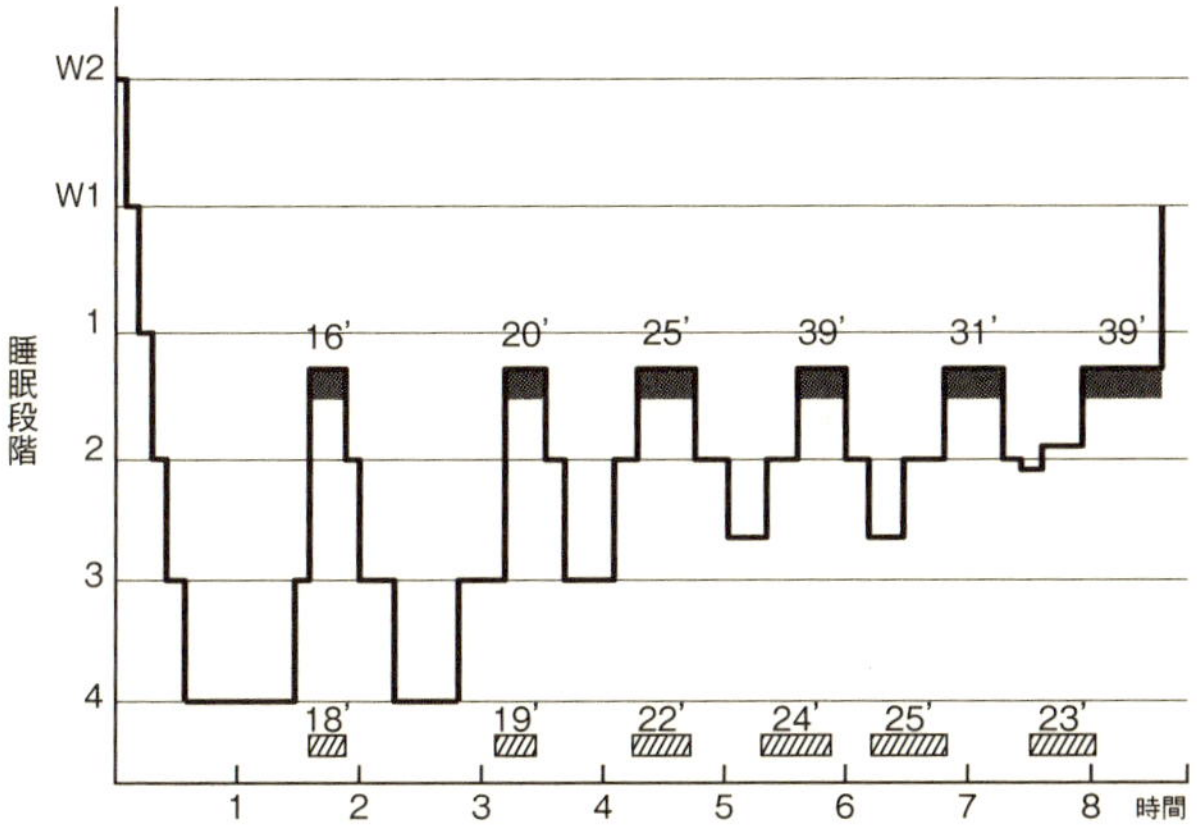

黒い部分はレム睡眠、斜線部は勃起が起こっている時期、
両者はほぼ同期する。数字は持続時間(分)。　(『脳のしくみ』日本実業出版社より引用)

睡眠覚醒リズム障害

この名称で呼ばれている障害にはいくつかのものがあり、一つ目は睡眠相後退症候群（ＤＳＰＳ）。子どもに多くみられます。二つ目は睡眠相前進症候群。こちらは高齢者に多い症状です。三つ目は、非二十四時間睡眠・覚醒障害。毎日毎日、少しずつ睡眠時間がずれていきます。四つ目は、不規則型睡眠覚醒パターン。主なものが、この四つです。

睡眠相後退症候群（DSPS）

まず、有名な睡眠相後退症候群から説明します。別名「宵っ張りの朝寝坊症候群」とも言います。一九八一年にワイツマンによって命名されました。比較的新しい病気です。

睡眠時間帯、つまり睡眠相が通常よりも慢性的に数時間以上遅くに固定されてしまう症状です。たとえば、午前四時に眠って、午後一時に起きる。そのため通常の社会生活が送れなくなります。さらに深部体温リズムが後退していく。ですから、ただ暗くなっても眠れないだけでなく深部体温が下がらないため、生物時計そのものが狂ってしまっているわけです。内在因性ＤＳＰＳは、生物学的原因、脳の睡眠中枢に原因がある病気です。

それに対して、社会的なひきこもりを起こして、そこから二次的にリズム同調の手がかりを失い、ＤＳＰＳの症状を見せることがあります。これは外在因性ＤＳＰＳと呼ばれています。

ただ、臨床的には内因性と外因性とが混在していることも少なくないので、判断が難しい。初めに不登校になって、それからDSPSが発症したのか、あるいはもともとDSPSがあり、そのために不登校になったのか。判別は困難でしょう。

原因として、遺伝的な要因も認められています。英国の研究者によりますと、睡眠相後退症候群の患者さんには、ゼロ歳児のときからすでに夜には眠らない子だったというデータもあります。そうした環境にあったせいもあるのでしょうが、やはり遺伝的な要因も考えられます。

いわゆる夜型人間のほうがDSPSになりやすいのは確かです。また、DSPSは思春期に多くみられます。多くは中高生で発症し、三十歳以降に発症する例は極めて少ないようです。発症のきっかけは、たいていの場合、夏休みなどの長期休暇です。この時期に昼夜逆転した生活を送ると、それで発症してしまう。

普通の人は、いったん昼夜逆転しても元に戻ります。だいたい七、八割の人は元の時間帯に戻せる。ところが、どうしても戻せない人もいるわけです。やはり脳の脆弱性があるのかもしれません。

会社や学校があると、遅刻や欠勤、さらには不登校などで悩むことがあります。それに身体症状を伴うこともある。頭痛、食欲不振、吐き気、腹痛、めまい、倦怠感など。これは睡眠中枢と自律神経中枢とが隣り合わせであるためですが、無理やり覚醒させると全身の自律神経症状が生じてきます。身体症状が伴うのですが、病気の本態を知らない人からは、どうしても「怠け者だ」とレッテルを貼られたりして、さらにセルフ・エスティーム（自尊感情）が下がってしまうのです。

社会的不適応が数ヶ月から数年に及ぶことで、二次的にうつ状態にもなります。抑うつ気分、意欲の低下などがみられます。

統合失調症、うつ病でも睡眠相の後退が起こります。ただ、うつ病だと中途覚醒や早朝覚醒が目立つので判別は可能です。

DSPSの治療法

治療法としては、患者と家族の両方にカウンセリングが必要です。まず、家族に対して、これは怠けでも甘えでもサボりでもなく、病気によるものだと説明し、納得してもらうことで、患者の自責の念が随分と薄れます。

それから、次が時間療法。人間というのは、入眠時間を前進させるのは難しく、後退させるほうが簡単なのです。それで、だいたい毎日二時間から四時間ずつ入眠時刻を遅らせていく。一週間ほどで望ましい時刻までずらすわけです。これは大人でも子どもでも同じように後退させるほうが楽です。

そして、入眠時刻が午後九時とか午後十一時になったところで睡眠相を固定する。私がすすめるのは、とにかく深夜になったら電気のブレーカーを落としてしまうこと。冷蔵庫やら炊飯器やらもあって、家庭ではブレーカーを落とすのは大変です。ただ、それでも、三日間は無理やり深夜は暗くして、眠らせる。これで入眠時刻は固まります。

三つ目の治療法としては高照度光療法があります。二千五百ルクスから三千ルクスぐらいの光線を浴びる。これで目を覚まさせるわけです。

四つ目に薬物療法があり、まずはメラトニンが効果的です。眠りたいと思う四時間ほど前にメラトニンを投与します。

他にはビタミンB_{12}。脳の視床下部の視交叉上核でビタミンＢ１２を消費するため、補給することで脳神経細胞の働きを良好にするわけです。アルコール依存症でも認知症でも脳機能障害による症状に対しては、だいたいビタミンＢ系を治療に使います。

ビタミンB_{12}はＤＳＰＳの二七・一パーセントに中等度以上の効果がみられるというデータもあります。

薬物療法として睡眠薬も使用することがあります。ベンゾジアゼピン系の超短時間のものが最適です。トリアゾラム（ハルシオン）などです。あるいはＳＳＲＩ（セロトニン再取り込み阻害薬）を用います。

睡眠相前進症候群　早寝・早起きしすぎの高齢者

次は、睡眠相前進症候群（ＡＳＰＳ）。お年寄りに多い症状です。中高年の一パーセントに認められるという報告もなされています。先のＤＳＰＳに対して、こちらは睡眠相が通常よりも著しく前へ、前へと移行していくわけです。努力しても望ましい時間帯に入眠することができない。極端な早寝早起きです。

老人が早寝早起きをしても病気とは認識されないので、治療する人はとても少ないのです。それで、早めに寝るという習慣がついてしまいます。

入眠時刻と覚醒時刻はほぼ一定しています。その意味で、非二十四時間ではありません。早い時間で固定化されているのです。

原因としては、遺伝性が考えられます。常染色体性優性遺伝で、親のどちらかがそうなら子どもも同じ症状になります。

鑑別診断としては、うつ病でも早朝覚醒があるため、混同されやすい。

非24時間睡眠・覚醒リズム障害の睡眠日誌

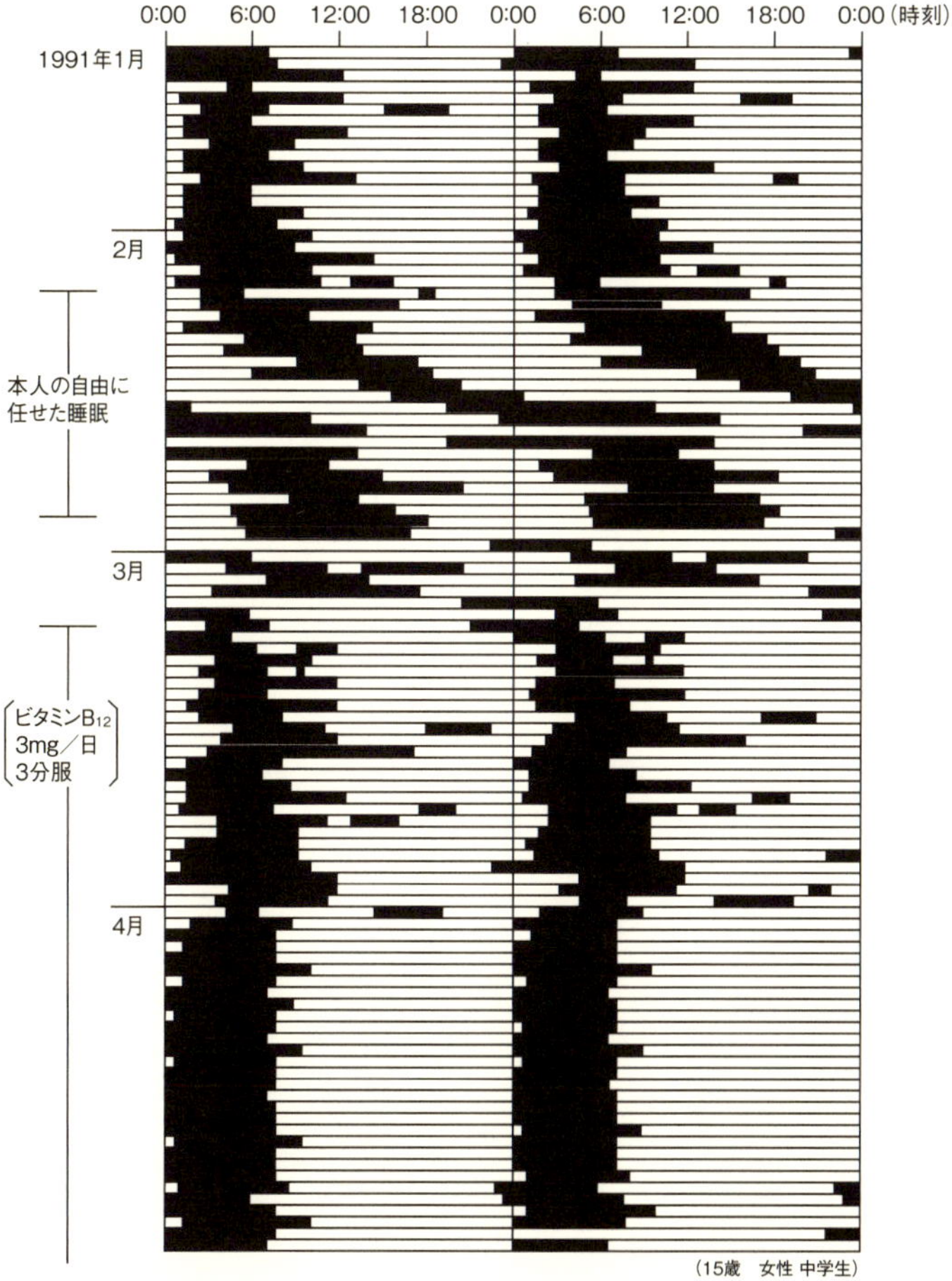

自由に睡眠をとらせると毎日少しずつ入眠・覚醒の自覚が遅れていく。下段はビタミンB_{12}の内服によって正常化したところ（黒い横棒が睡眠ダブルプロット法により同じものが並べてある）。

（『睡眠障害ガイドブック』弘文堂より引用）

非二十四睡眠・覚醒リズム障害　毎日の入眠・覚醒時間がずれていく

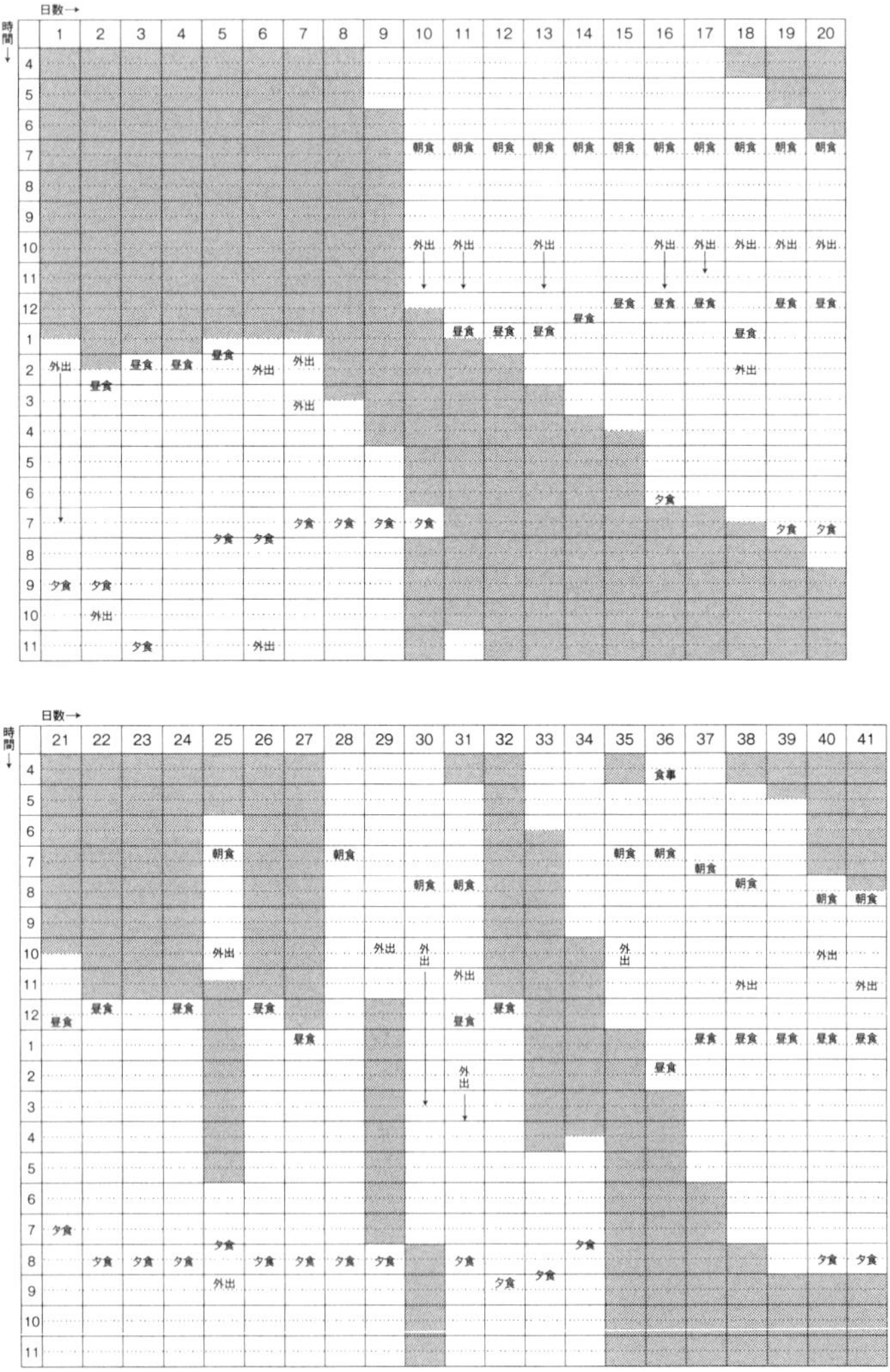

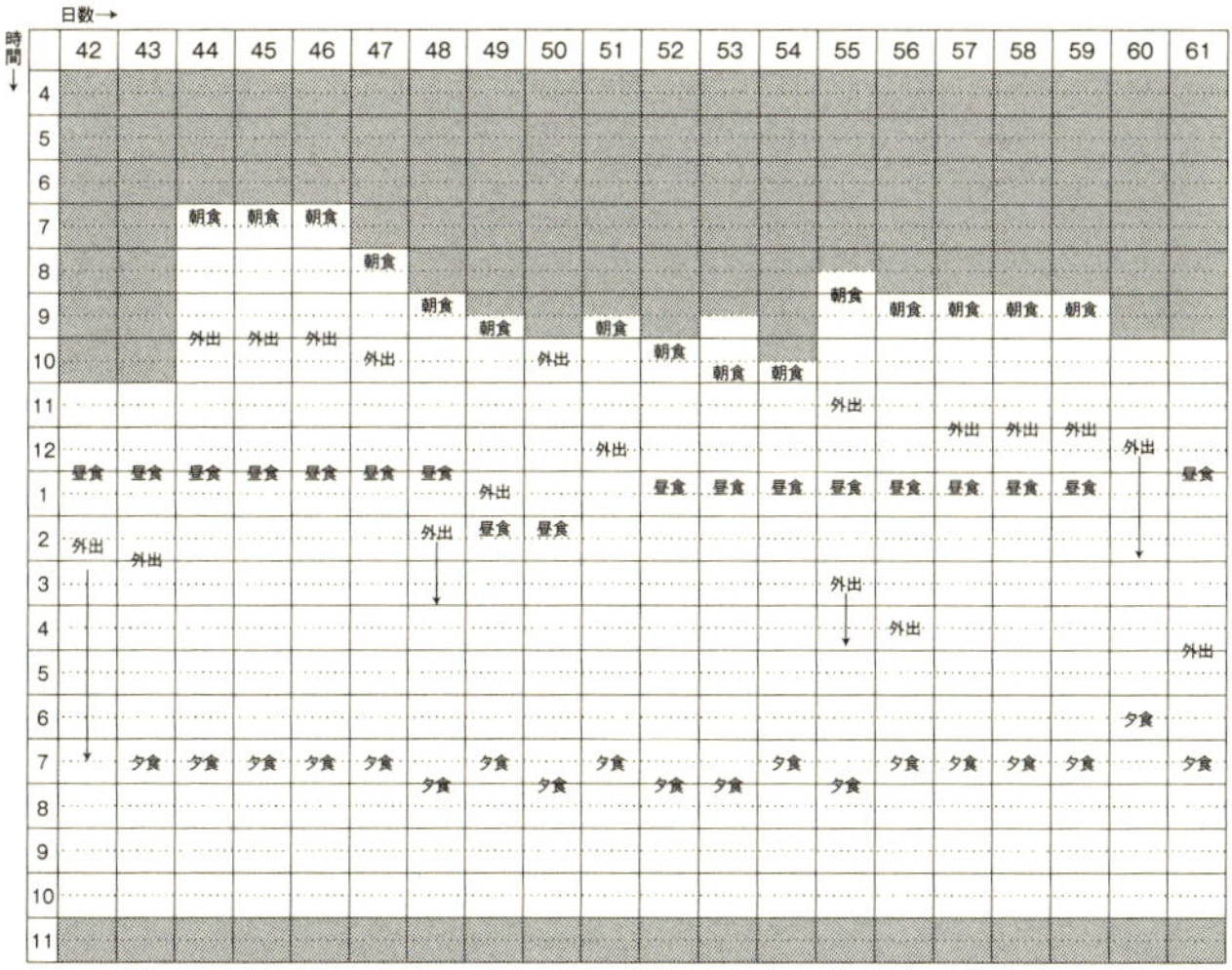

次に、非二十四時間睡眠・覚醒障害です。人間というのは、もともと二十五時間周期になり、一日に一時間くらいずつズレを生じていきます。それを太陽光などで修正し、元に戻しながら暮らしている。ところが、光や時計などと隔絶されていると二十五時間周期になっていきます。非二十四時間睡眠・覚醒障害は、そのために、視覚障害者、知的障害者、器質的脳障害者、統合失調症、解離性人格障害、自閉症といった人たちに多いとされてきました。

しかし、このごろは、こうした視覚障害、精神障害などとは無関係に非二十四時間睡眠・覚醒障害が起こることがわかってきました。その場合、発症は中学生、高校生に多い。ＤＳＰＳと重なります。そして、夏休みなどの長期休暇での不規則な生活が契機になりやすい。そして、これもまた人によって元に戻せる場合と、なかなか戻せない場合とがあります。

昼間起きていても集中力の低下、全身の倦怠感などがみられ、慢性疲労症候群と診断されることも多いのです。これは誤診です。詳しく睡眠について問診していかないと判断がつかないでしょう。

治療としては、生活指導が第一です。一定時刻の起床、就寝。朝の太陽光線。夜は部屋を明るくしすぎないように注意する。規則正しい食事。それに運動。

ただ、この生活指導が、実は一番難しいのです。不登校などに顕著なのですが、こうしたケースでは親子関係が悪化していることが多いため、子どもが親の言うことをきかない。学校にも行っていないので、教師の指導も行き届かない。そこで昼夜逆転する。インターネットなどで、その逆転がさらに促進されるわけです。パソコンのチャット、ゲームなどは常習性があり、ハマってしまうと完全に夜行性になってしまう。

これは私の教えている大学生でも、そうです。夜のパソコンでのチャット、ゲーム、携帯電話のメールなどで眠らない。それで睡眠障害になってしまう。

非二十四時間睡眠・覚醒障害での薬物療法も、やはりビタミンB_{12}が有効です。それとメラトニンも用いられます。

不規則型睡眠障害パターン　まったく不規則な睡眠覚醒リズム

最後に、不規則型睡眠覚醒パターンについて説明します。これは夜間でも昼間でもまったく時

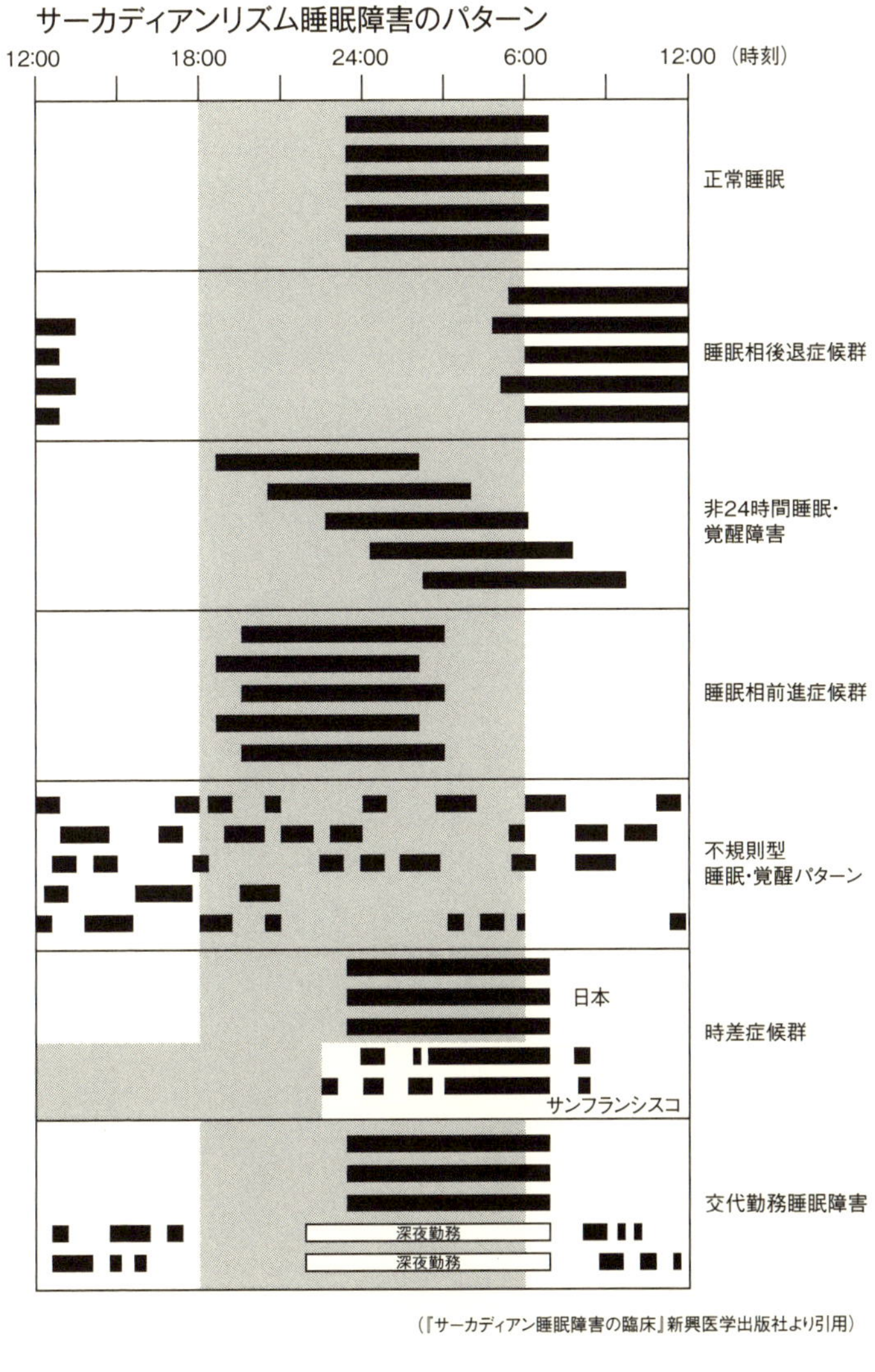

（『サーカディアン睡眠障害の臨床』新興医学出版社より引用）

間を問わず、不規則に覚醒したり、睡眠したりする病気です。夜間にしばしば覚醒しますし、昼間でも短時間の睡眠が頻繁にみられます。

だいたいが知的障害（精神遅滞）の人に表れます。他にも自閉症、先天性脳障害、認知症、脳血管障害、脳腫瘍、頭部外傷などなど。夜昼なく寝たり起きたりしますので、家族や同居人が大変です。とくに、重い脳障害があると夜中に騒いだり、歩き回ったりもします。

また、重篤な脳障害が存在しなくとも、病気などで寝たきりになり、長期臥床を強いられたりしても、光や社会的な接触などの同調因子が不十分なので、不規則な睡眠・覚醒パターンに陥りやすくなります。

ということは、同調因子、同調機構が大事だということがわかります。脳障害、知的障害、自閉症の人の場合にも感覚麻痺が起きています。さらに、脳障害では視床下部も障害され、二重に機能が麻痺してしまっているのです。

また、アルツハイマー型認知症とも関係がある。アルツハイマー型認知症は大脳皮質に原因がある皮質性痴呆。このアルツハイマー型認知症は中途覚醒が多いのです。そして、徐波睡眠が少ない。不規則型睡眠・覚醒パターンだからアルツハイマーになるわけではなく、その逆でアルツハイマーだから不規則型睡眠・覚醒パターンになると考えられています。

同じようにパーキンソン病、脳血管性認知症にも不規則型睡眠・覚醒パターンが多いのです。

診断基準としては、入眠時刻と睡眠時間が一定しない。不規則な睡眠が二十四時間の中で、少なくとも三回以上、多層性に認められることです。

治療としては、基本的には根治療法は難しく、脳障害そのものを治療するしかありません。その中でも、朝の高照度光療法は効果があります。二千五百ルクスから三千ルクス、できれば太陽光線を浴びさせる。

私は、自閉症児で高照度光療法を試してみました。とにかく睡眠時間がでたらめで、夜中でも騒ぎ立てる。それで、睡眠薬を使用して、夜はぐっすりと眠らせる、朝は起きて太陽の光を浴びさせる。それを続けると、かなり症状が改善されました。だいたい二ヶ月ほどで落ち着いてくる。統合失調症でもうつ病でも、夜にぐっすり眠らせて、朝の光というのは有効です。睡眠薬はリスペリドンですと、セロトニンとドーパミンの両方に作用するので、効き目があるのです。

精神科医の中には、昼間から眠らせるほど薬を出してしまう人もいます。とにかく眠らせればいいという考え方なのでしょう。これは、薬の出しすぎなのです。あくまで夜間に眠れる程度の量と種類を選んで出す。

なお、睡眠・覚醒リズム障害に陥った人でも、元に戻りやすい人と戻りにくい人がいます。この違いは、明確にはわかっていませんが、性格の違いだと考えられています。内向的、不安が強い、神経質、心配性という神経症的性格の人は元に戻りにくいようです。そして、こうした性格は日本人に多いとされています。

概日リズム障害と気分障害（うつ病）

睡眠・覚醒リズム障害とも言って、大きく四つのファクターに影響されます。加齢、個体を維持するホメオスタシス、物理的ストレスや心理的ストレスを生じさせる環境要因、概日リズム。これらのバランスが崩れることで体内リズムが壊れ、睡眠・覚醒リズムもおかしくなってしまうわけです。こうしたリズム障害と気分障害とは深い関係があります。

とくに、うつ病。うつ病では早朝覚醒、中途覚醒が多く、悪夢が多い。

もうひとつ、うつ病の一種である季節性感情障害（ＳＡＤ）とも関連しています。秋から冬にかけて精神的に落ち込むことがあります。これは女性に圧倒的に多い。これもまた概日リズム障害と関係しているのです。

ＳＡＤというのは、普通のうつ病と異なり、過食、過眠に陥りやすい。食べては眠くなり、眠っては食べたくなる。一種の冬眠のような状態です。

三年以上、秋から冬にかけて、うつ状態、気分の落ち込みがあり、炭水化物飢餓（とくに甘いものを食べたがること）があり、春になって改善されると季節性感情障害と診断されます。

コラム

睡眠障害と認知症との関係

脳血管性認知症、アルツハイマー型認知症、パーキンソン病が伴う認知症など、多くの認知症は睡眠障害と密接な関係があります。ただ、睡眠障害が認知症を引き起こすのか、認知症であることが睡眠障害を生じさせるのかは明確ではありませんが。

認知症は、せん妄といって幻覚を伴う軽い意識障害を示すことがあります。せん妄は睡眠障害そのものであり、その繰り返しから不規則型睡眠障害パターンに陥ってしまいます。そうなると、睡眠障害が直接に認知症を引き起こすのではないにしても、認知症を促進させる要因にはなっていると考えられます。

したがって、認知症の治療にあたっては、できるだけ昼間に覚醒させておき、夜間はぐっすり眠らせるような薬物療法の調整と環境調整が重要になってくるわけです。

睡眠に悪い食事

消化に悪い食事、塩分の多い食事は睡眠を妨げます。また、肝臓に負担をかけるアルコールも睡眠にとっては大敵と言えます。肝臓というのは体中の酵素、タンパク質の合成工場であり分解工場でもあります。できるだけ肝臓を休ませたほうが良質の睡眠が得られるわけです。ですから、肝臓をフル回転させるような食べ物、飲み物を、とくに夕食としてとることは睡眠を妨げるのです。とりわけ、覚醒レベルを上げるようなカフェインを含む飲食物は睡眠を妨げます。

高動物性脂肪、動物性タンパク質を制限して、ミネラル、ビタミンを多くとるように気をつけるべきです。タンパク質は、動物性のものではなく豆腐や納豆の豆類からとると良いでしょう。ガンやその他の生活習慣病を抑制するアミノ酸、アルギニンが多く含まれています。こうした良質なタンパク質は玄米、ゴマにも大量に含まれています。

とにかく肝臓を休ませることが睡眠にとっても大切なことです。

第五章　睡眠障害への対処

睡眠薬について　バルビツール系とベンゾジアゼピン系の睡眠薬

一般的に、睡眠薬には四つの種類があります。バルビツール系、非バルビツール系、ベンゾジアゼピン系、非ベンゾジアゼピン系の四種類です。

ただ、現在ではバルビツール系はほとんど使われませんし、非バルビツールも使われなくなっています。いま使われているのは、ベンゾジアゼピン系と非ベンゾジアゼピン系の二種類だけです。

理想的な睡眠薬というのは、寝つく際の睡眠導入作用と、眠っている間の睡眠維持作用に優れていなければなりません。また、レム睡眠、ノンレム睡眠という睡眠構成を、自然に近いものにしなければならない。しかも、副作用が少なく、依存性が低く、安全性が高いものでなければなりません。しかし、このような条件をすべて満たす睡眠薬というのは、残念ながら存在していないのです。

バルビツール系睡眠薬は、依存性が強く、投与をやめると激しい離脱症状が起きます。また、レム睡眠に対する抑制効果があり、その結果、深睡眠をも抑制してしまう。

治療に用いる量と致死量とが比較的に近いため、作家の自殺、たとえば芥川龍之介や太宰治などはこうした睡眠薬を自殺の手段として使いました。ただ、現在は、バルビツール系睡眠薬は特殊な場合（脳波検査などで眠らせる場合）を除けば用いられません。

一方、ベンゾジアゼピン系の睡眠薬は、バルビツール系睡眠薬に比べて、安全性が高いのは確

日本で使用されている睡眠薬・睡眠導入薬

分類	一般名	1回用量(mg)	半減期	主要商品名	ω1選択性	主要代謝経路
バルビツール酸系	フェノバルビタール	30〜200	L	フェノバール		
	アモバルビタール	100〜300	I	イソミタール		
	ペントバルビタール	50〜100	L	ラボナ		
	ヘキソバルビタール	100〜400	US	チクロバン		
非バルビツール酸系	ブロムワレリル尿素	500〜800	I	ブロバリン		
	抱水クロラール	500〜1,000 小児30〜50/kg	L	エスクレ坐剤		
	トリクロホスナトリウム	1,000〜2,000	S	トリクロリール (シロップ10%　1mg)		
	エチナメート	500〜1,000	I	バラミン		
	メタカロン	100〜300	L	ノルモレスト　スリーパンH		
	セミコハク酸ブトクタミド	600	US	リストミンS		
ベンゾジアゼピン系	ニトラゼパム	5〜10	I	ベンザリン　ネルボン		ニトロ基還元
	塩酸フルラゼパム	10〜30	L	ベノジール　ダルメート		CYP3A4
	エスタゾラム	1〜4	I	ユーロジン		CYP3A4
	ニメタゼパム	3〜5	I	エミリン		資料なし
	メタカロン	100〜300	L	ノルモレスト　スリーパンH		資料なし
	ハロキサゾラム	5〜10	L	ソメリン		資料なし
	フルニトラゼパム	0.5〜2	I	ロヒプノール　サイレース		CYP3A4
	トリアゾラム	0.25〜0.5 高齢者0.125〜0.25	US	ハルシオン		CYP3A4
	エチゾラム	1〜3	S	デパス		CYP3A4/ CYP2C9
	ブロチゾラム	0.25	S	レンドルミン		CYP3A4
	塩酸リルマザホン	1〜2	S	リスミー		エステラーゼ
	ロルメタゼパム	1〜2	S	エバミール　ロラメット		グルクロン酸抱合
	クアゼパム	15〜30	L	ドラール	++	CYP3A4/ CYP2C9
非ベンゾジアゼピン系	ゾピクロン	7.5〜10	US	アモバン	+	CYP3A4
	ゾルピデム	5〜10	US	マイスリー	+	CYP3A4

US:超短時間作用型(〜6時間)　S:短時間作用型(6〜12時間)
I:中間作用型(12〜24時間)　L:長時間作用型(24時間〜)
CYP3A4:チトロクロームP450 3A4　CYP2C9:チトロクロームP450 2C9

(『睡眠障害・物質関連障害』メジカルビュー社より引用)

かです。常用量と致死量とがかけ離れている。何十錠と飲んでも死ぬことはありません。また、依存性もバルビツール系に比べて低く、副作用も少ないのです。

ベンゾジアゼピン系は、こうした面で、あくまでバルビツール系に比べて安全性や副作用、依存性などで優れていると言えます。ただ、そうは言っても、睡眠薬ですから、やはり副作用はありします。とくに超短時間作用型のハルシオン、アモバンなどは、薬を中断すると眠れなくなったりします。これは反跳性不眠と呼ばれています。中期間、長期間作用型の、ベンザリンやニトラゼパムなどは、翌日も眠いという「持ち越し」効果がみられます。

それと、アルコールと併用すると、逆向性健忘をもたらす作用があります。たとえば、前日のことをまったく覚えていなかったりします。

バルビツール系睡眠薬も、使い方によってはとても役に立ちます。たとえば、自閉症児、ADHDの子どもなどの脳波検査、CT検査を行なう場合。なかなか、じっとはしていてくれません。三十分おとなしくしてなさい、と言っても無理な話です。それで、どうしても眠らせなければならない。そんなときにはバルビツール系睡眠薬を使います。

非バルビツール系睡眠薬と言いますと、かつてよく使われたブロバリン。これも今はほとんど使われていません。

やはり、現在最も使われているのは、ベンゾジアゼピン系と非ベンゾジアゼピン系の睡眠薬ということになります。

よく用いられる超短時間作用型と短時間作用型

この高頻度で用いられるベンゾジアゼピン系、非ベンゾジアゼピン系睡眠薬ですが、血中半減期によって四つに分けられます。つまり、薬の効果が切れるまでの時間です。

血中半減期が六時間未満の超短時間作用型、六時間から十二時間の短時間作用型、十二時間から二十四時間の中間型、そして二十四時間以上の長時間型です。

超短時間作用型というのは、トリアゾラム（商品名ハルシオン）、ゾピクロン（商品名アモバン）、ゾルピデム（商品名マイスリー）などで、内科系の医師が最も使う睡眠薬がハルシオンです。また、悪用されるのも、そうです。

短時間作用型はブロチゾラム（商品名レンドルミン）、これが日本でもアメリカでも使用頻

代表的なベンゾジアゼピン系睡眠薬（国内）

作用時間	一般名	商品	臨床容量(mg)
超短時間作用型	トリアゾラム	ハルシオン、ハルラック、バルレオン、ネスゲンなど	0.125〜0.5
	ゾピクロン	アモバン、アントマイリン、ゾピクール、スローハイム、メトロームなど	7.5〜10
	ゾルピデム	マイスリー	5〜10
短時間作用型	エチゾラム	デパス、エチカーム、エチゾラム、メディピース、セデコパンなど	1〜3
	ブロチゾラム	レンドルミン、グッドミン、ソレントミン、ノクスタール、ロンフルマンなど	0.25〜0.5
	リルマザホン	リスミーなど	1〜2
	ロルメタゼパム	エバミール、ロラメット	1〜2
中時間作用型	ニメタゼパム	エリミン	3〜5
	フルニトラゼパム	ロヒプノール、サイレースなど	0.5〜2
	エスタゾラム	ユーロジンなど	1〜4
	ニトラゼパム	ベンザリン、ネルボンなど	5〜10
長時間作用型	フルラゼパム	ダルメート、ベノジール、インスミンなど	10〜30
	ハロキサゾラム	ソメリン	5〜10
	クアゼパム	ドラール	15〜30

度のトップになります。それにリルマザホン（商品名リスミー）。

中間型ではニトラゼパム（商品名ベンザリン、ネルボン）、エスタゾラム（商品名ユーロジン）、フルニトラゼパム（商品名サイレース、ロヒプノール）。長時間型はニトラゼパム（商品名ダルメート）。

精神科医がよく使うのは、トリアゾラムのハルシオン、ゾピクロンのアモバン、ゾルピデムのマイスリーなどです。

ハルシオンは、とくに若者が事件を起こした際などによく名前が挙がります。女性の飲み物に入れて、眠らせて集団強姦をしたスーパーフリーという大学生グループの事件が報道されたことがありました。お酒に一錠入れると、相乗効果のため、十五分程度でもうろう状態になります。

睡眠薬に多い副作用

やはり超短時間作用型と短時間作用型とがよく使用されています。これは、次の日に持ち越さずに、すぐに眠れるという特性があるからでしょう。後を引く薬は用いないわけです。ただ、欠点として、しばらく使用していると反跳性不眠といって、逆に眠れなくなる現象も起きてきます。早朝不眠で、早朝に目が覚めてしまう。これは注意しなければなりません。日中にはいらいらしたり、不安になったり、緊張が高くなる可能性もあります。他にも吐き気、発汗、手の震え、光過敏性、物音過敏性、離人症などの離脱症状がみられることもある。アルコールの禁断症状に似た面があります。自律神経系の嵐が起こるわけです。

だいたいこうした反跳性不眠は六ヶ月ほどの連用でみられます。

また、ベンゾジアゼピン系睡眠薬が睡眠構成にまったく影響を与えないかというと、そうでもありません。バルビツール系と同様、レム睡眠を減少させ、深睡眠の徐派睡眠を減少させる作用があります。しかし、バルビツール系に比べて影響は少ないということになります。

中間型と長時間型は翌日への持ち越し効果が強く表れます。一方で、反跳性不眠は起きにくい。血中半減期の長いものは、反跳性不眠が出にくいわけです。

また、ベンゾジアゼピン系は記憶障害が起きることがあります。とくに睡眠薬を飲みつづけると起こりやすいようです。認知症とは異なり、判断力は残したまま、前に起きた出来事を忘れてしまうのです。あるいは、情報獲得の障害。新しい記憶が入ってこられない。エピソード記憶の障害と言いますが、ある出来事全体を忘れてしまいます。

あと、奇異反応というものもあります。ベンゾジアゼピン系睡眠薬で、焦燥感や不安、興奮、攻撃といった病的な感情が表れることがあります。これは、適量を越えた服用と、アルコールの乱用などが原因です。

高齢者における睡眠薬の危険性

他にも筋弛緩作用がありますので、転倒や骨折が起こりやすい。高齢者が病院で転倒し、頭を切ったりするのは、たいていこの状態なのです。頻尿でトイレが近くなり、夜中に何度も起きます。廊下を歩いていて転びそうになると、反射能力が鈍くなっていますから、手をつかない。それで頭を床に打ち付けたりします。本当ならば、夜中には体を抑制して動けなくしてあげればいいのですが、最近の傾向として高齢者の身体抑制はしない方向に進んでいます。私としては、どちらが幸せなのか疑問はあります。難しい問題で、今後も議論されていくのでしょう。

睡眠薬の重篤な副作用

これに関連して、呼吸抑制、慢性閉塞性肺疾患での呼吸障害、睡眠時無呼吸を悪化させるということもあります。

呼吸抑制というのは、脳幹部の間脳の下にある延髄、そこを抑制します。ベンゾジアゼピン系はさほどでもないのですが、バルビツール系はかなり抑制する。高齢者の閉塞性肺疾患や、アルコールとの併用はとくに危険です。

また、他の副作用としては、催奇形性があります。とくに妊娠初期、妊娠前期には新生児の栄養として入っていくため、要注意です。ただ、他の薬と比べれば、わりと催奇形性は少ないと言えます。また、ベンゾジアゼピン系薬物は子宮の中の胎盤を通過するので、大量に服用していると、胎児にも催眠作用を引き起こし、筋弛緩作用によって寝ている赤ん坊、スリーピングベビーが生まれます。生まれても眠っているので泣かない。また、妊娠中でなくとも授乳期などでは、乳汁の中に浮いてくるのです。それでお母さんが新生児におっぱいをあげながら、ベンゾジアゼピン系睡眠薬を飲んだりしていると、子どもにも入ってしまいます。産褥期うつ病などは、とくに困る場合があるのです。

なお、現在、睡眠薬では自殺できません。他のもの、大量のアルコールや抗うつ薬などと一緒に飲んだりすると危険はありますが、睡眠薬だけでは死ねません。その意味で、昔に比べてとても安全になったと言えるでしょう。

眠れないのは不眠症だけではない

睡眠薬の上手な使い方としては、まず不眠症の原因を把握しなければなりません。どうして眠れないのか。なぜ眠れないのか。つまり、不眠が何によって生じているのかが判明してから用いなければいけないのです。

精神生理性の不眠、不安障害や神経症による不眠ですと普通の睡眠薬でかまいませんが、うつ病や精神病による睡眠障害ならば、うつ病の治療、統合失調症の治療が必要になってきます。身体疾患による不眠症だったら、当然、身体の治療を施さなければいけないでしょう。

問題点としては、たとえば、うつ病の人が不眠になると、七〇パーセント以上は、まず身体症状を訴えて内科へ行くことが多いのです。精神科へはあまり来ません。夜になっても眠れないので内科へ行き、睡眠薬をもらって飲んでいる。そのまま長いこと、漫然と薬を飲みつづけますが、一向に良くならないというケースがとても多いのです。当然のことながら、うつ病に普通の睡眠薬を投与しても眠れないでしょう。うつ病には抗うつ薬を用いなければいけない。精神生理性の不眠とうつ病による不眠とはまったく異なるのです。

このように、精神科や心療内科でなければ区別できないことが多くみられます。「私は不眠症なので睡眠薬をください」と言われて、「じゃあ……」と出してしまう。そこも注意しなければならない点でしょう。

高齢者の睡眠薬服用は慎重に

もうひとつ気をつけねばならないのは、患者が高齢者の場合です。睡眠薬の副作用が非常に出やすいわけです。まず、持ち越し効果が高い。夜中に意識障害を起こし、半分意識のない状態で歩き回る、せん妄状態になりやすいのです。これは、高齢者ほど肝機能が落ちているため、持ち越し効果が高まるためです。それゆえ、高齢者には若年者の二分の一から三分の一ほどの量を投与すべきでしょう。非常に副作用が起きやすいので慎重に扱わなければなりません。

認知症の場合も問題です。認知症で、せん妄状態を起こすことがあります。そうなると、睡眠薬は使えません。夜間のせん妄状態は、睡眠薬によってさらに頻度が高くなります。ですから、高齢者、認知症の人などでは睡眠薬は使わないほうがいい。こうした人たちの不眠症には少量の抗精神病薬を使います。せん妄には、テトラミドという日本人が開発した薬が効果的です。老人性のせん妄、アルコール性のせん妄状態などにも効きます。

また、術後せん妄、というものもあります。六十代、七十代になって手術をすると、麻酔をかけるため、一週間、二週間ほどは夜になると、幻視、幻聴、興奮状態といったせん妄状態に陥ることがあります。高齢者ほどなりやすいのです。手術の他、睡眠薬、高熱、熱中症、アルコール、頭部外傷など、ちょっとした刺激でせん妄は起きます。

せん妄状態だと夜になっても眠れないことが多いので、不眠症と誤解されるわけです。しかし、睡眠薬は使わず、抗うつ剤を使うようにします。これによって、せん妄の頻度も減らすことができるのです。

内科の医師の場合、こうしたことを知らずに使うことがあります。ですから、「うちのおじいちゃん、せん妄状態が起きますから、睡眠薬は使わないでください」と言わないと、使われてしまう可能性もあります。睡眠薬で余計ひどくなりますから、夜間に歩き回り、転倒、骨折して、そのあげく寝たきりになったりします。要注意です。

子どもへの睡眠薬投与の注意点

逆に、小学生、中学生ぐらいの子どもは、高齢者とは逆に肝機能が強いので、薬が効きにくくなります。薬物だと、子どもほど副作用が起きやすいと一般の人は考えがちですが、睡眠薬の場合には大人よりも効きにくいし、副作用も出にくいのです。また、耐性もつきやすいので、初めは効いていても、すぐに効果が薄れていきます。

内科の医師などは、子どもだと副作用が強いから睡眠薬は使わないようにしようなどと言いますが、まったく逆です。最も肝機能が強いのは十歳ぐらい。小学校高学年は分解機能が最も優れていますから、すぐに効かなくなるのです。ここは睡眠薬治療の盲点だと言えるでしょう。

ですから、稀に十歳ぐらいの前思春期で精神病にかかる子もいますが、抗精神病薬、たとえば精神安定剤を使うと、初めは三ミリグラムで良くても、一週間経つと効かなくなる。五ミリグラムにし、八ミリグラムにしてと、どんどん増量せざるをえないのです。

思春期・青年期への睡眠薬投与の注意点

思春期などで、睡眠薬を服用する際に気をつけなければならないこともあります。睡眠薬は、ベッドに入る直前に飲むべきです。つまり、睡眠薬を飲んだ後に他のことをしてはいけません。我々医師は思春期の、中学生、高校生にはめったに睡眠薬を出しませんが、こうした世代は眠る努力をしない。五分、十分と眠れずにいると、テレビを見たり、ゲームをやったりするわけです。このとき睡眠薬は効いていますから、いわゆる「ラリった状態」になります。成人だと「眠らないといけない」と思っていますから、三十分や一時間は眠る努力をします。その間に眠くなっていくものなのです。とにかく、睡眠薬を飲んだ後は眠る努力をし、なるべくベッドに入る直前に飲むようにすべきです。

老人だと逆になり、一般成人の常用量の半分でも副作用が起きることがあります。

睡眠薬の飲み合わせで注意すべき点

それ以外の問題としては、相乗効果について考え合わせねばならないということです。睡眠薬の効果をさらに促進させる薬と、拮抗する薬とがあるわけです。一緒に飲むと相乗効果があるのはドリエルなどの抗ヒスタミン薬です。一般の薬局では、市販の睡眠薬を売っていますが、今まで説明したような睡眠薬は発売が禁止されています。それで、市販の睡眠薬に含まれているのは何かというと、ドリエルなどの抗ヒスタミン薬なのです。眠気の副作用があるため、あまり望ましいとは言えないでしょう。この抗ヒスタミン薬との組み合わせは要注意です。あと、H_2ブロッカー、最近は胃薬として宣伝されているような薬です。これらは肝臓の代謝効果を弱めますので、睡眠薬の効き目を促進させる効果があります。同じ理由で、抗真菌剤、たむしなどの薬ですが、これらも代謝酵素の活性を阻害するので、睡眠薬の作用を強めます。あと、アルコール、グレープフルーツジュースも促進効果があります。

逆に拮抗する、つまり睡眠薬を効かなくするのは、メチルフェニデートのリタリン・コンサータ、経口避妊薬のピル、カフェインといった覚醒作用のあるものです。

睡眠薬の上手な止め方

睡眠薬の止め方としては、二つの方法が考えられます。漸減法と間引き法です。

漸減法というのは、一錠服用しているとすると、それを四分の三錠、二分の一錠、四分の一錠というように徐々に量を減らしていく方法です。間引き法は、毎日服用していたものを二日に一度、三日に一度と間引きして、回数を減らしていく方法です。私自身は漸減法を使っていますが、どちらかというと間引き法のほうが止めやすいかもしれません。

止めにくいという意味では、超短時間型のほうが難しい。とくにトリアゾラムなどは、なかなか止めにくいのです。それでどうするかというと、超短時間型を一度、短時間型や中間型に変えるのです。レンドルミンなどに変えてやる。すると、眠りの状態はそれほど変わりません。そこで、レンドルミンを止めるようにする。置換法と言いますが、他の薬物に置き換えて、そこで止めるわけです。これは麻薬患者などにも使う方法で、その薬物がどうしても止められない場合には、他の副作用の少ない薬物に置換して、そこから止めるといいのです。

睡眠薬以外の睡眠改善薬

他に、睡眠薬以外のものを使う方法もあります。

たとえば、ビタミンB12療法。睡眠覚醒リズム障害には効果的です。宵っ張りの朝寝坊という、睡眠相後退症候群です。ただ、なぜ遊行なのか、そのメカニズムはわかっていません。睡眠中枢の視交叉上核などに作用するのだろうと考えられています。

また、メラトニン療法もあります。メラトニンというのは、松果体から分泌されるホルモンですが、これは眠気をもたらします。生物の体内時計の位相を変化させる働きがあり、午後から夕方にかけて服用すると、睡眠位相が前進し、早く眠くなります。ところが朝に服用すると、位相が後退する。このメラトニンも、睡眠相後退症候群の治療に用いられます。その他、時差ぼけにも使います。

実際に眠りたい時間の一、二時間前にメラトニンを一ミリグラムから三ミリグラム服用する。すると床に着いてから、入眠するまでの時間が早くなります。さらに、浅い睡眠を減らして、中途覚醒も減らします。全体として、睡眠効率が高まるわけです。

メラトニンはセロトニンから作られます。松果体細胞で合成され、血液中に分泌される。アミノ酸のトリプトファンからセロトニンになり、そしてメラトニンとなります。トリプトファンが含まれている牛乳を飲むと眠くなるのは、そういうことです。

そして、大事なのは、このメラトニンというのは夜中に体内で合成されるということです。それが、視交叉上核でタイマーされ、十四時間から十六時間後に分泌される。そこには光による刺激が影響しています。

寝酒一杯より睡眠薬一錠

睡眠障害を抱えている、五十歳以上の人の八割がアルコールを常用しているという統計があります。いわゆる寝酒です。睡眠薬は怖いから飲まず、アルコールを使っている。確かに、アルコールには寝つくまでの時間、入眠潜時が短くなるという作用がある。レム睡眠は減少し、深睡眠、徐派睡眠は増加します。しかし、あくまでこれらは一時的なものなのです。一、二週間で効果はなくなります。この期間、連続して飲酒を続けると、今度は逆に深睡眠が減少し、レム睡眠が増加していきます。一方、入眠潜時が延長していく。つまり、寝つけなくなっていきます。耐性がつくため、どんどん量は増えていく。すると、頻尿になり、中途覚醒も増えます。とにかく、効果があるのは初めだけです。すぐに、逆効果となってしまう。さらには肝臓にもダメージを与えますし、アルコール性の認知症もあります。前頭葉の細胞を破壊するため、余計に認知症が進みます。

アルコール依存症は、女性と高齢者で増えてきています。その原因の多くが、不眠症、そしてうつ状態での飲酒です。ただ、むしろ睡眠障害は悪化しますし、うつ病を余計に重くするのもアルコールなのです。うつになったら、睡眠薬より抗うつ薬、眠れなくなったらアルコールではなく睡眠薬、このあたりが、一般には理解されていません。

お酒一合よりも睡眠薬一錠。今まで説明したように、現在の睡眠薬というのは、昔と比べて副作用も含めてかなり改善されています。アルコールなどより、よほど体に害がないということは知っておいたほうが良いでしょう。

なお、アルコール依存症による急性離脱症状の中のせん妄状態というのは、レム睡眠が反跳的に増大し、ノンレム睡眠、さらには覚醒時にまで侵入するのではないかという仮説があります。レム睡眠侵入仮説といって、新しい研究による仮説です。

これは、ある面でとても納得できます。というのも、アルコールの禁断症状によるせん妄状態というのは、まさにレム睡眠だからです。夢遊病などと同じで、起きていても眠っている状態。だから、そこにベンゾジアゼピン系睡眠薬を用いると、効果的なのです。

鑑別診断の重要性

睡眠障害の治療で大事なのは、鑑別診断です。もろもろの身体疾患、もろもろの精神疾患をわきまえ、不眠が何によって生じているのか、その原因を明らかにしないといけません。

ここで必要なのが問診になります。問診しながら、頭の中で区別していく。これが、いまの若い医師には苦手なようです。初めからすぐ検査に入ってしまう。脳波検査、ＣＴ・ＭＲＩ検査、血液検査、心理検査と、問診を抜いて検査に移る。本来なら最低で三十分から一時間はしなければいけませんが、せいぜい一、二分。

そして、未熟な医師は、うつ病による不眠も統合失調症による不眠も不安症で眠れないのも、全部同じ不眠症として片づけてしまいます。

不眠の診断フローチャート

不眠のタイプ分け

症状（いいえ→次へ）	はい →
生活習慣や病棟の睡眠環境に問題	環境因による不眠
身体疾患による睡眠妨害（疼痛、痛痒）	身体因による不眠
睡眠を障害し得る薬剤を服用	薬剤性不眠
頻回の中途覚醒、あるいは過眠睡眠中の窒息感 呼吸停止により中断される激しいイビキ	睡眠時無呼吸症候群
入眠障害、就寝時下肢の異常感覚	むずむず脚症候群
入眠障害、さらに中途覚醒 入眠時の下肢不随運動の自覚 睡眠中の体動の増加	周期性四肢運動障害
著しい入眠障害と起床困難	睡眠相後退症候群
中途覚醒、早期覚醒、抑うつ感、興味喪失	うつ病
早朝覚醒　夕方からの眠気	睡眠相前進症候群
中途覚醒	中途覚醒型不眠症
入眠障害のみ	入眠障害型不眠症

（『睡眠障害診療のコツと落とし穴』中山書店より引用）

睡眠障害の鑑別診断チャート

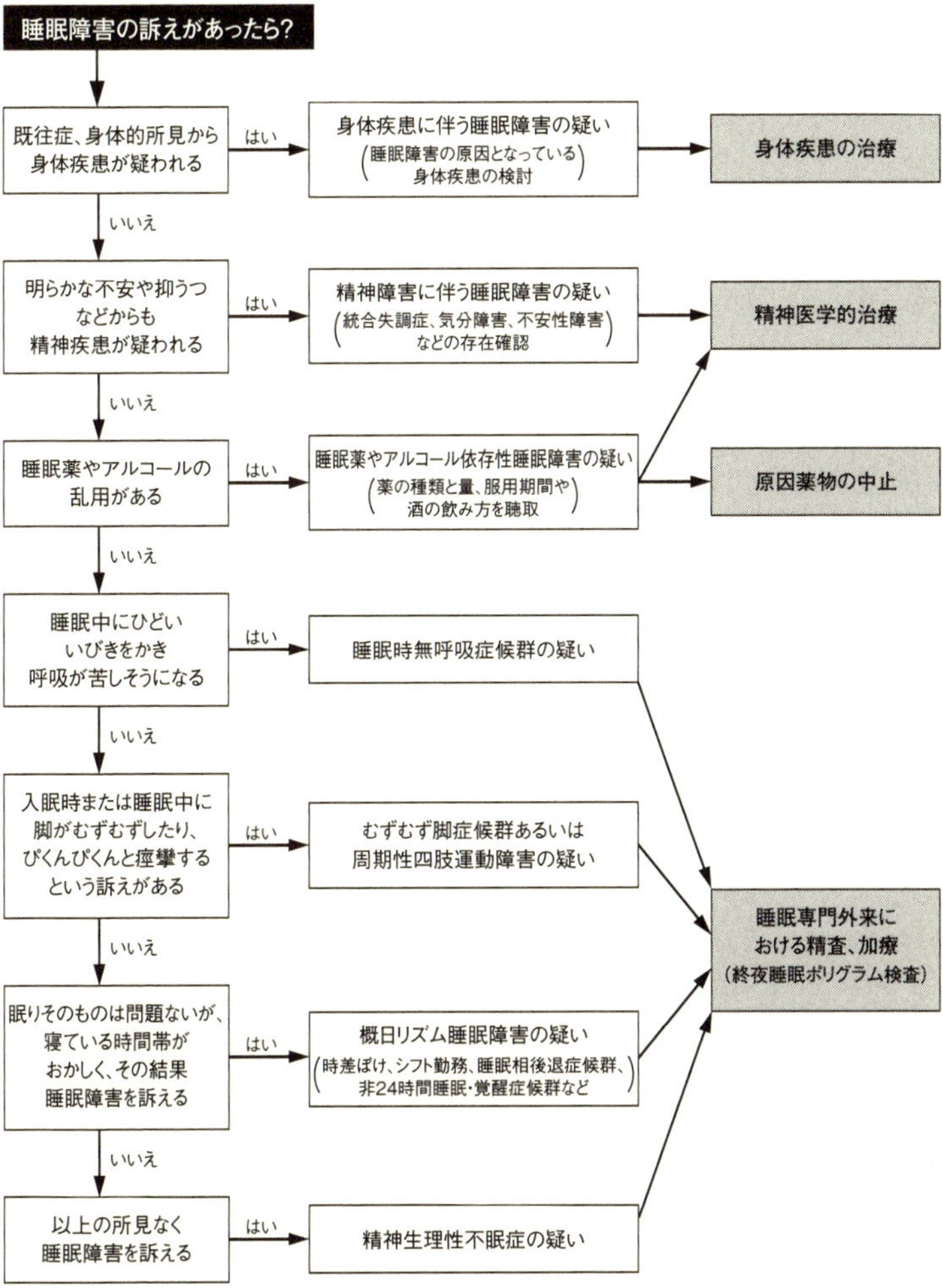
睡眠障害の訴えがあったら?
既往症、身体的所見から身体疾患が疑われる
はい
身体疾患に伴う睡眠障害の疑い
(睡眠障害の原因となっている身体疾患の検討)
身体疾患の治療
いいえ
明らかな不安や抑うつなどからも精神疾患が疑われる
はい
精神障害に伴う睡眠障害の疑い
(統合失調症、気分障害、不安性障害などの存在確認)
精神医学的治療
いいえ
睡眠薬やアルコールの乱用がある
はい
睡眠薬やアルコール依存性睡眠障害の疑い
(薬の種類と量、服用期間や酒の飲み方を聴取)
原因薬物の中止
いいえ
睡眠中にひどいいびきをかき呼吸が苦しそうになる
はい
睡眠時無呼吸症候群の疑い
いいえ
入眠時または睡眠中に脚がむずむずしたり、ぴくんぴくんと痙攣するという訴えがある
はい
むずむず脚症候群あるいは周期性四肢運動障害の疑い
睡眠専門外来における精査、加療(終夜睡眠ポリグラム検査)
いいえ
眠りそのものは問題ないが、寝ている時間帯がおかしく、その結果睡眠障害を訴える
はい
概日リズム睡眠障害の疑い
(時差ぼけ、シフト勤務、睡眠相後退症候群、非24時間睡眠・覚醒症候群など)
いいえ
以上の所見なく睡眠障害を訴える
はい
精神生理性不眠症の疑い

(『不眠症とつきあうコツ』フジメディカル出版より引用)

睡眠障害の行動療法

睡眠障害に対する非薬物療法としては、カウンセリングとともに行動療法が挙げられます。これにもいくつかあって、刺激制御療法、睡眠制御療法、弛緩療法、自律訓練法、バイオフィードバック法、精神療法など、いろいろあります。

ただ、これらは手間暇がかかり、医師にとっては点数が低いわりに時間がかかりすぎるきらいがあります。そのため、実際にやっているのは専門医ぐらいになってしまいます。一般的には、あまり施されていないようです。それから、認知行動療法というものも最近では行なわれています。うつ病やアルコール依存症、神経症などで行なわれてきた認知行動療法を睡眠障害にも活用しているわけです。個人の考え方の癖に自分で気づくようにさせ、そこから行動を変えていきます。

刺激制御療法

不眠症の方は夜が近づいて寝室に行くだけで苦痛になります。

最も有名な行動療法は、刺激制御療法です。一週間、二週間と床に就いても眠れなかったという体験が記憶の中に条件づけられてしまっている。床に就くと逆に目が覚めたりするわけです。これを条件不眠と言います。電車の中でパニック障害を起こしたことがあるパニック障害の人が電車に近づくと不安になるのと同じです。すべての障害は学習されたもので、条件反射的に出てくる。悪い条件の中でインプットされているのです。

刺激行動療法では、条件づけられた悪循環を断つために、睡眠を妨げるような刺激を取り去ることからはじまるのです。具体的には、寝具や寝室は睡眠以外には使わないようにする、眠れないときには床から離れるなど。刺激制御法の説明書には、眠くなったときのみ寝床に就きなさいとあります。寝床を睡眠とセックス以外には使わない。本を読んだり、テレビを見たりはしない。もしも寝床で眠れなければ、再び寝室から出ていくこと。寝室と不眠という連想を断ち切るためです。それで眠くなったら、また寝床に就く。それでもまだ眠れないなら、この「寝室を出る」ことを繰り返すわけです。眠くならない限りは寝床には入らない。その代わり、いかに眠れなくとも、目覚まし時計をセットして毎朝同じ時刻に起きなさいとしています。日中の昼寝はしない。

この刺激制御法で、精神生理性の不眠はほとんど改善されます。悪い条件を拭い去ることで、悪い考え方、癖を取り去るからです。精神生理性不眠は、根本にストレスがある。ストレスによって一時期眠れなかった。すると、その不眠が長期化するわけです。一過性の不眠が長期化することで、寝室では眠れないものだと条件反射ができてしまう。負の学習をしてしまう。寝室だと覚醒し、夜は苦しいものだという条件づけが作られてしまう。

睡眠制御療法

次に睡眠制限療法について説明します。これもまた精神生理性不眠には効果があります。まず、患者に二週間の睡眠日誌を記録させる。その後にベッドに寝ている時間を平均睡眠時間に合わせて制限していくのです。寝床にいる時間の下限を五時間として、起床時刻は一定にします。五日ごとに睡眠時間を検討し、その睡眠時間中に九〇パーセント以上眠れるようになったら十五分ずつ寝る時間を延長していくわけです。適正な時間まで延びていくことになります。逆に八五パーセントを切るようなら、過去の五日間の平均睡眠時間まで横になる時間を減らします。この方法で、体が必要とする分だけベッドの上で過ごすようになり、熟睡感が得られます。

こうした行動を制限する療法は、ある症状には極めて有効に働きます。たとえば、拒食症の人に対して、入院中はあらゆる行為を制限する。禁止するわけです。ゲーム禁止、読書禁止、歩行禁止、一日中ベッドに横になっていてもらう。それで体重が五百グラム増えたら体を起こしていい、あと五百グラム増えたら読書を許可するというように、制限を解くようにする。拒食症といえども、普段は活動をしています。それを制限されると初めはパニックになってしまう。それでも、抑制して制限します。すると、一ヶ月、二ヶ月でぐんぐんと体重が増えていくのです。もちろん、この療法は心の治療はしていません。あくまで痩せ細った体を元に戻すことが目的です。そこで、ある程度まで体重が戻ったら、カウンセリングなどの心理療法を施していきます。

体重が減りすぎると、大脳皮質の機能障害を起こし、心理療法をしても頭には入らないので、体重を増やしてから別の治療へ移すわけです。

　こうした行動療法はまったく人の心は無視したところで行ないます。あくまで、その症状を取り去ることだけが目的です。ただ、そこでは有効なのです。

　次に弛緩療法。筋肉を弛緩させる療法です。不眠症の人は、だいたいの場合、就眠前だと交感神経系の緊張が亢進しています。普通は眠る前には副交感神経の緊張が亢進しているのに、不眠症だと逆になるのです。交感神経系優位になっています。

　交感神経系の緊張度が高いので、全身の筋肉を弛緩させ、さらには全身の緊張を弱めていき、スムーズに入眠させるという方法です。具体的には、腕にはじまって顔面、首、肩と徐々に筋肉を弛緩させていくよう指導していきます。これも訓練によって随分と効果が出てくる療法なのです。

　次の自律訓練法というのは、弛緩療法と似ていますが、自分の自律神経を自分で調整していく方法です。掌が熱くなる、手が重くなるとイメージして、集中と自己暗示によって緊張を解いていくわけです。

　バイオフィードバック法というのは、自分では感じることのできないごく微小な身体の変化を特定の機械で測定し、その変化をコントロールできるように訓練する方法です。

　これだけ、いろいろな療法があるほど、睡眠障害というのは本人にとって苦しいのです。しかし、それが周囲には理解されない。軽くみられる傾向があります。

　夜眠れないことのつらさは、もっと理解されていいでしょう。

薬物療法以外のスリープヘルス（睡眠健康）

以前、雑誌「ニューズウィーク」に「快眠できる100の方法」という特集記事が載りました。ありとあらゆる快眠法が紹介されていました。逆に言えば、それだけ特効薬がなく、多くの人が眠れずに困っているということなのでしょう。

カフェインを控える、二度寝をしない、トイレの照明は暗くするといったごく普通のものから、食べ物は寝室の外に置くこと、自己催眠、朝食をとる、海外旅行の前にはたっぷり眠るという豆知識じみたもの、それに、時間にこだわらない、ヒツジを数えるというような秘策まで網羅しています。

昔から、有名な研究者によって「よりよい睡眠のための八ヶ条」、あるいは「十二ヶ条」というのが提唱されてきました。そこにも共通する項目がいくつかあります。

よりよい睡眠のための八ヶ条は、次のようなことです。

一、規則的な睡眠スケジュールを確立する。毎日同じ時間に寝て、同じ時間に起きる。休日も同じ時間に起きる。簡単なようで、これは難しい。どうしても日曜日は遅くまで寝ている人が多いでしょう。ただ、休日に遅くまで寝ていると、その日の夜の寝つきが悪くなります。日中の仮眠は避けるのと同じ理由です。

私の診ている不登校児やＡＤＨＤの子らは、とくに月曜日の調子が悪い。日曜日に睡眠リズムなどが崩れるからです。あと、夏休み明けも悪くなります。

二、就寝前の入眠儀式を作る。あくまで正常範囲の儀式です。毎晩就寝前には歯磨きをする、洗顔、着替えをする、目覚まし時計のセットをするなど、決まった行動をとることで、自然に睡眠が誘発されるのです。ただ、異常な儀式ですと、強迫的になるので注意したほうがいいでしょう。

三、快適な睡眠環境を整える。寝室は適度に暗く、静かにし、室内が暖かすぎたり、寒すぎたりしないよう調節しておきます。

四、寝室を眠る場として以外には使わない。セックスもありますが、基本的には眠ること以外にベッドは使わないということです。寝ながらテレビを見たりするのも良くないわけです。

五、睡眠を妨げる物質はとらない。カフェイン、アルコール、ニコチンなどなどです。

六、規則正しい食事と運動を心がける。これらは快眠の維持につながります。

七、就寝前のリラックス法を見つける。就寝前に軽い読書をする、眠りを誘う音楽を聴く、ビデオを鑑賞する、ぬるめのお湯に入るなど。

八、眠れないときにすることを見つける。これは大事です。つまり、眠れないときは無理して就寝しなくてもかまわない。別の部屋へ行き、読書をしたり、ぬるめのお湯に浸かるなどをしなさい、ということです。ベッドでぐずぐずしていてはダメなわけです。そして、もう一度、眠くなってから寝室に行くということです。ベッドの中で、眠れずに悶々とするのは非常に良くない。

よりよい眠りのための十二ヶ条

厚生労働省（平成十三年）による、よりよい眠りのための十二ヶ条もよく知られています。

第一条、睡眠時間は人それぞれである。六時間から九時間の睡眠時間を確保していて、日中の眠気などで困らなければそれで十分、ということです。ただ、六時間未満、九時間以上という人は寿命が短いというデータもあり問題点を抱えている場合があります。

第二条、昼寝をするなら午後三時前に二十分か三十分。一時間では長過ぎて、夜の睡眠に悪影響を与えます。

第三条、眠くなってから床に就く。つまり、眠くならない限りは床に就かないということです。

第四条、毎日同じ時刻に起床する。もしも眠れない日があったとしても、同じ時刻に起床する。

第五条、光を利用する。朝早くに強い光を浴びる。逆に、夜遅くには強い光を浴びない。光の利用で良い睡眠をとる。

第六条、眠りの浅いときには、むしろ積極的に遅寝早起きにする。これは大切なことで、翌日によく眠れるようにするわけです。

第七条、刺激物を避けて、眠る前には自分なりのリラックス方法をとる。

第八条、規則正しい三度の食事と規則正しい運動習慣。

第九条、寝酒は不眠の元。寝る直前に酒は飲まない。

第十条、睡眠中の激しいいびき、呼吸停止や脚のむずむず感は要注意。これは睡眠時無呼吸症とかむずむず脚症候群のことを言っているのでしょう。

第十一条、十分に眠っているのに昼間の眠気が強いときには専門医に聞く。これもまた睡眠時無呼吸症が疑われます。睡眠効率が悪いのは、何らかの原因があると考えるべきなのです。

第十二条、睡眠薬は医師の指示で使えば安全。必要以上に怖がることはない、ということです。私なりの追加事項としては、睡眠に何らかの問題を抱えている人は、生活習慣病の高血圧や糖尿病、あるいは「うつ」などの心の病に罹る率が高いようです。すべての生活習慣病、心の病は睡眠に問題があるので、これらの心身の疾患を考慮に入れた多面的な指導・治療が必要です。

食事・運動・入浴などのライフスタイルと睡眠

もうひとつ、睡眠のリズムには食事が非常に大きく影響しているので、朝は決まった時間に朝食をとるようにします。内容も、果物などの甘いものと、パンやご飯などの炭水化物をしっかりとりましょう。夜はタンパク質を多めにとる。というのは、成長ホルモンによって体の修復面のメカニズムが働くからです。ただし、眠る前の三時間ほどは食事はとらないほうがいいでしょう。

運動不足もまたストレスを増大させ、不眠だけでなく肥満や糖尿病、高血圧の生活習慣病につながります。水泳、サイクリングなどの有酸素運動やヨガが効果的です。適当な運動は血行促進作用があり、それが快眠をも促すのです。ただ、運動は就寝二、三時間前に終わらせることが大事です。

入浴もまた眠る二、三時間前に済ませておいたほうがいい。四〇度前後のお湯に入ると、ちょうど就寝する二、三時間後には体温が下がって寝つきやすくなります。心地よく眠るためには、この入浴時間が大切です。

入浴によって体温は一時的に上昇します。その後、熱放散によってその体温を外に出そうとするのです。そうすることで深部体温を一定に保とうとする。そこで深部体温が下がっていくわけです。赤ん坊が眠くなると手や足を温かくするのと同じ原理です。末梢の血管が広がり、体の表面を温かくして熱を放散する。それによって深部体温が低下していきます。実に合理的にできているると言えます。

なお、入浴の際には首までお湯に浸かることはしない。とくに高齢者や心臓の悪い人は心臓への負担が増えてしまいます。肩より下までにしておいたほうがいいでしょう。また、眠る前にお風呂に入らざるをえないような人は、四〇度以下のお湯に二十分以上浸かるようにします。これで副交感神経系が優位になる。そうすることで眠る準備ができるのです。逆に、朝起きたときは熱めのシャワーを浴びると、交感神経系を刺激し、優位になりますから、目が覚めるのです。

次に嗜好品について説明します。コーヒーだけでなく、紅茶、カフェインが入っている一部の炭酸飲料、アルコール、煙草なども避けたほうがいい。ほとんどすべてが睡眠にとっては有害です。とくにアルコールは、睡眠障害の原因にもなります。アルコールは二、三時間で代謝されるため、睡眠の後半で急激にアルコール血中濃度が低下します。それが中途覚醒の原因になるのです。また、アルコールには利尿作用があるため、尿意でも中途覚醒が起こります。とにかく連用すると耐性ができてしまい、抵抗力が強まってしまい、入眠促進効果さえなくなってしまいます。

睡眠環境の調整療法

次には、睡眠環境の調整が非常に重要です。寝室の温度、湿度、光、音、こうした環境を整えないといけません。夏の寝室だと、許容範囲で温度が二八度、湿度が五〇～六〇パーセント。冷房を使う場合は、温度が二五～二六度で湿度が五〇～六〇パーセントが最適です。

通常、睡眠中に発汗します。汗はノンレム睡眠時に増加し、レム睡眠時には抑制されます。睡眠時間全体では、夜間の入眠時から朝の覚醒時まで発汗は減っていきます。入眠時が一番暑く感じられるのです。

私たちの体の自律神経系というのは、夜になると飛行機の自動操縦のようになります。呼吸、心臓血管、体温調節などすべてに関して自動に調節されます。そして、寒かったり暑かったりすると、調節ができなくなって目が覚めてしまう。ところが、酒を飲んでいると目が覚めません。よく寒い冬に路上で亡くなる人たちは、たいていお酒を飲んでいます。飲んで、酔っ払って戸外で眠ってしまい、体温調節ができないほど寒くなっても目が覚めないのです。ですから、非常に危ない。

また、いろいろな病気でも自律神経系が乱れてきます。体温調節中枢も乱れるのです。あるいは、高齢になると、若い人に比べてやはり働きが鈍くなります。老人が、夏の外気温に合わせて三七度、三八度と体温まで上昇してしまうことがあります。高熱になってしまう。逆に、外気温が低くなると、やはり同じように体温も低下してしまうのです。認知症などで脳が萎縮している人も体温調節ができなくなります。

睡眠の光条件

寝室の光条件も大事です。光は食事、時計などと並んで生体を外界のサイクルに同調させるための同調因子です。とくに光は人間にとって最も大きな同調因子なのです。

光は覚醒のきっかけになり、睡眠覚醒リズムを整える役割を果たしてくれます。朝は明るくすることが大事です。

家庭の照明はたいてい五百ルクス前後。寝室は二十～三十ルクスが標準で、これを越えると睡眠効率が低下することが知られています。

明け方の自然光も、それが寝室に射し込むかどうかで覚醒時刻に大きな差が認められます。睡眠相後退症候群などでは、わざと寝室を朝日の入る部屋に替えたりもします。あるいはカーテンを開け、朝日を浴びるようにする。

もうひとつ、音刺激、騒音と睡眠についての関係にも触れておきましょう。

睡眠中の突然の音や連続的な騒音は中途覚醒や熟眠障害の原因になります。夜間の室内の許容騒音は四十フォンとされています。四十フォン以上だと睡眠に影響が出ます。

騒音基準は、住宅街の夜間が四十フォン、昼間が五十フォン、図書館などが三十から四十フォンとなっています。騒音の種類では、単純音より生活音のほうが影響は大きく、連続音より間欠音のほうが強い影響を与えます。たとえば、川のそばで川の水が流れる音は心地よく、眠りの邪魔にはならないけれど、水道の蛇口からぽたぽたと落ちる水滴の音は眠りの妨げになります。

ただ、音に関しては心理的な要因も大きく作用します。時計のようなわずかな音でも睡眠障害は進みます。

健康づくりの三本柱

厚生労働省では、さまざまな健康づくりの目標設定をしていて、栄養・運動・休養を三本柱としています。その中の休養で最も大事なのが睡眠だとしています。

二〇〇〇年に行なわれた厚生労働省の保健福祉動向調査によりますと、睡眠による休息の充足度が「やや不足」「まったく不足」と答えた人が三一・五パーセント。睡眠による休養が不足した原因としては「仕事、勉強が忙しい」が三一・二パーセント、「悩み、ストレスが多い」が二九・一パーセント、「自分の趣味で夜更かし」が三二・二パーセント、「体の具合が悪い」が一三パーセントとなっています。つまり、仕事、勉強などで睡眠時間が削られてしまうという理由がナンバーワンで、悩みやストレスで眠れなくなるのがナンバーツーなのです。

厚生労働省がはじめた二十一世紀における国民健康づくり運動は「健康日本21」と言います。重点項目として九つの分野で健康づくりが進められています。

一つ目は栄養、食生活。二つ目は身体活動と運動。三つ目が休養、心の健康づくり。四つ目が煙草。五つ目がアルコール。六つ目が歯の健康。七つ目が糖尿病。八つ目が循環器病。九つ目がガン。

また、健康保険法も改正され、メタボリックシンドロームの解消が負担率に影響するようになりました。つまり、これまでは個人が三割負担、あとは国と企業とで折半していましたが、今後はメタボリックシンドロームが平均より多い企業には厚生労働省が勧告を出す。従業員に肥満、高血圧、高脂血症、糖尿病などが多いと一定期間内にどれぐらいまで減らしなさいという勧告です。それを減らさないと、健康保険の負担率が上昇するという仕組みです。

これには、反発も強く、生まれつき血圧の高い人などをどうするのかという問題も残ります。高脂血症にしても糖尿病にしても高血圧にしても遺伝による部分も大きいわけです。そうした人への差別ではないかという意見は出ています。

ただ、生活習慣を改めることで改善される部分が大きいことも事実なのです。たとえば、煙草とアルコール。ヘビースモーカーで酒飲みというと、もうガンにしてくださいというようなものです。ヘビースモーカーで酒飲みの人の食道や胃はかなり荒れています。酒というのは吸収が早いので、口の中、喉、食道、胃とすべてから吸収されていきます。水だと大腸までいかなければ吸収されないのに、アルコールは口に含んだときから吸収がはじまるのです。それも数秒以内です。酒飲みの人は「五臓六腑にしみわたる」というのが実感としてわかるはずです。煙草のニコチン、タールも一緒に吸収されます。だから、煙草を吸いながら酒を飲むと、口腔ガン、咽頭ガン、食道ガンになる確率が高まるのです。

睡眠障害は生活習慣病を悪化させる

とにかく睡眠障害は、もろもろの生活習慣病が原因のことが多い。また、ほとんどの精神疾患と密接に関連しています。

つまり、いずれの場合も睡眠障害がストレス耐性を低くします。抵抗力を低くする。それでさらに睡眠障害が進み、ますます生活習慣病や精神疾患が悪くなる。こういう悪循環なのです。

これはすべての病気に言えます。アルコール依存症も、しかり。アルコール依存症はストレス、睡眠不足が原因です。依存症になるとますます眠れなくなる。それで、さらにお酒が進む。

うつ病、摂食障害、統合失調症などもそうです。

心身症もまた、関係しています。心身症というのは表向きは身体的な疾患ですが、その原因、背景に心理的要因があるものを言います。皮膚科領域だと、円形脱毛症や抜毛癖、アトピー性皮膚炎なども心身症です。あと、心臓血管系では狭心症、高血圧症、低血圧症などが心身症です。

また、消化器系の心身症としては、胃潰瘍、十二指腸潰瘍、過敏性腸症候群（朝になると下痢、便秘、腹痛、腹鳴、ガスに悩まされる）、軽いものとしてストレス性の胃炎、びらん性胃炎、神経性胃炎などなど。

整形外科領域ですと、慢性関節リウマチなどが典型的心身症です。耳鼻科系ではメニエール症候群。このごろ増えてきていますが、これもまた典型的な心身症。突発性難聴。

産婦人科領域ですと、更年期障害、更年期うつ病、月経困難症、不妊症など。小児科領域での心身症ですと、起立性調節障害、ぜんそくが心身症です。呼吸器系ですと、過呼吸症候群などなど。神経系の領域では、頭痛、偏頭痛と、とにかく挙げていけばきりがないほどです。

心身症になる原因はストレスです。夫婦関係、嫁姑関係、職場での対人関係といった人間関係がほとんど。こうしたストレス耐性が睡眠と直接関連してくる。

睡眠は心の防波堤

効率のいい睡眠ならストレスに強くなるが、睡眠不足だと神経にもろに影響してしまいます。一方、睡眠不足への対処法として、日本では圧倒的に「飲酒」が多いのです。これもまたアルコール依存症を生む背景です。

スリープヘルスを守っていけばいいのでしょうが、不適切な解消法に走りがちなのです。それが、もろもろの依存症を生みやすくもなっている。

さまざまな生活習慣病、精神疾患、心身症の原因として不眠があり、発症する最初のシグナルとしても睡眠障害がある。

睡眠薬でも、早めに少量の投与によって、正常に戻る場合が非常に多いのです。睡眠の質を良くすることがいかに大切かがわかります。

ある研究者によりますと、「睡眠は心の防波堤」だということです。睡眠障害が起きはじめると、そこには何らかの疾患が隠されている。ですから、とにかくぐっすりと眠らせるよう努めることで悪循環が断ち切れるわけです。

うつ病などが高じての自殺も大きな問題です。日本では年間三万人以上が自殺している。その兆候のひとつが不眠です。不眠によってうつ病が悪循環的に進行し、死にたくなっていくのです。

効果的な昼寝とは?

睡眠不足の解消法として、日本では飲酒以外にも、昼寝が挙げられます。あるアメリカ人が日本に来て驚いたのは、電車に乗ったときに居眠りする人が多いことだそうです。みんな病気なのかと疑ったと言います。それと、会議中での居眠り。昼間の居眠りを予防する効果的な昼寝とは、昼食後、一三～十五時までの間に三十分以内、十五～二十分程度横になって眠ることです。ことわざに言うように、「食後の一睡、万病胆」なのです。昔から、こうした昼寝の有効性が知られていたということなのでしょう。ただ、あまり長すぎる午睡は、かえって午後の心身の活動レベルを低下させます。

日本人というのは、アルコールへの対応も甘く、昼間の居眠りに対しても甘いと言えるでしょう。そのかたわら、夜の睡眠不足も軽く考えすぎているようです。

労働時間が増えると睡眠時間が削られる。日本人の生活時間は二〇〇〇年の時点で、食事、身の回りの準備、通勤などで平均五・三時間が必要とされています。ということは、月に時間外労働が八十時間を超えると、一日の睡眠時間は六時間以下になり、時間外労働が百二時間を超えると睡眠時間は五時間以下になります。

厚生労働省が二〇〇二年に、眠りの健康の向上のために社会が取り組むべき正しい睡眠習慣のすすめを作成していますが、月四十五時間を超える時間外労働がある場合は産業医などによる助言、指導を受ける必要があるとしています。

また、月百時間を超える時間外労働が認められた場合、もしくは二ヶ月ないし半年間の月平均時間外労働が八十時間を超えると認められた場合は、脳や心臓疾患の発症との関連性が強いと判断されるため、産業医による助言や指導に加えて、産業医の面接による保健指導が必要だとされています。ただ、これらは勧告であって命令ではありません。

現在の日本では、まだまだスリープヘルスへの認識は足りないと言えます。きちんと保たれているとは言い難いようです。うつ病やストレスを抱えているとか、それは睡眠不足が原因であるとは、なかなか口に出して言えない環境です。睡眠不足だと言ったなら、逆に能力が足りないと思われてしまいます。

スリープヘルスを向上させるためには、個人の力ではどうしようもない部分もあるのです。職場を含めて、社会全体が取り組むべき課題でしょう。

有効な民間療法

療法ではありませんが、眠るための技術をいくつか紹介します。

就眠儀式は良い方法でしょう。眠るために、いろいろな儀式を重ねる。難しい本を読む、部屋を暗くする、決まった儀式を行なう。

そして、寝る前の腹式呼吸は、かなり効果的です。腹式呼吸というのは副交感神経系を刺激します。はーっとゆっくり吐き出し、ゆっくりと吸い込む。腹部に太陽神経叢というものがあります。太陽の形をした大きな神経叢です。腹式呼吸でこの太陽神経叢に作用することで、副交感神経系が優位になる。安心感を育て、緊張感を解き、恐怖感や不安感を取り除き、ゆったりと眠れるようになります。

お腹は、昔は「心」があると思っていたぐらい精神的な事柄の中心でした。お腹に関連した言葉、腹が立つ、腹に据えかねる、腹に一物、腹を割って話すなどはすべて精神的な内容を指しています。それだけ怒りや不安などに影響するわけです。たとえば、怒りはお腹の具合を悪くします。怒ってばかりいると消化吸収に悪影響を与えるのです。ストレスがたまると胃腸の調子が悪くなるのは、よく知られています。食道、胃、腸など消化器系にはとくに良くない。さらに怒りや攻撃性というのは免疫力を落とします。

カフェインなどの摂取は睡眠に良くありませんが、ホットミルクは効果的です。空腹を抑えてくれるし、ミルクにはトリプトファンが多く含まれています。セロトニン、メラトニンへと変化していく、その材料なのです。体温に近い温度に温めておいて飲むといい。

逆に刺激のあるものは避けたほうがいいし、何よりも夜遅く食事をするのはやめたほうがいいのです。もしも食べる必要があっても、軽食にとどめておく。満腹にしては眠れません。できるだけ空腹のほうがいい。

アロマセラピーも大事です。匂いもまた眠りに関係しています。スギやヒノキに含まれるセドロールの成分が入ったシダーウッド、ビャクダン科のサンダルウッド、ラベンダーなどに不安や緊張をほぐす効果があります。

コンビニの明るさも睡眠の敵

夜にコンビニエンスストアに行くのは避けたほうがいいでしょう。

コンビニエンスストアというのは、照明が三千ルクス以上あり、家庭などに比べるとかなり明るいのです。夜に明るい照明を浴びると、眠れなくなります。ネオン街などはもってのほかです。トイレなども暗くしておいたほうがいいでしょう。夜、トイレに行き、五分ほど明るい光線を浴びるだけで眠れなくなります。

ベッドは沈まないほうがいい。ベッドはある程度、堅くて、体がすっぽりと埋まらないようなもの。これは柔らかすぎると寝返りを打てなくなるからです。寝返りが打てないと眠れなくなります。

それから時計を見ないようにする。不眠症のとき時計を見ると、ますます眠れなくなります。時間を気にしないようにすることで眠気を誘うわけです。

同室で眠る人を選ぶのも大切です。寝言やいびき、歯ぎしりの激しい人と一緒に眠らないほうがいいでしょう。

第六章　星野式問診実践法

あここでは、私自身が実際に患者を相手に行なう問診（「星野式根掘り葉掘り」と批判されるることもありますが）を披露しましょう。

とにかく、患者の生活歴や家族関係、仕事内容などなど、あらゆることが睡眠障害に関連してきますので、ひとつとしておろそかにはできません。

決して形式張らず、率直に、誠実に、しかし、ポイントを押さえて聞いていくことが大事です。答えにくいことは、ある程度こちらが回答をいくつか示して尋ねることなども必要ですが、相手によって内容も変わりますので、臨機応変な対応が要求されてきます。

睡眠時無呼吸症候群（ＳＡＳ）の治療を受けている四十五歳の男性の方に問診をしています。この場合、すでに治療がはじまっているため、自身の病気についてご存じですが、初めは知らないケースがほとんどです。

基礎的な質問からはじめる

星野　まず、ＡさんのＳＡＳの症状から聞いていきます。夜間のいびきはありますか？
Ａさん　あります。
星野　あと体重はどれぐらいですか？
Ａさん　いま九十七キロです。

星野　昼間の眠気はありますか。それと、夜間の睡眠分断、断片化などは？
Aさん　治療をはじめてからは、ありません。昼間の眠気は残っていますが、治療前ほどではないですね。
星野　いま、いびきのほうも少なくなってる？
Aさん　いいえ、いびきは変わりません。電車の中で寝ているときも、いびきをかくことがあります。
星野　高血圧症はありますか？
Aさん　治療をはじめてから少し高めです。実は、先に高血圧症のほうの治療に通っていて、そこで降圧剤の処方を受けていました。その途中で、医師から睡眠時無呼吸を疑ってみては、と言われたのです。それが五年前でした。
星野　高血圧の治療は何年前ですか？
Aさん　あれは……八年前ぐらい。平成十二年ごろでした。
星野　ＳＡＳの治療をはじめたのが、いつになりますか？
Aさん　平成十五年ですか。
星野　初めに合併症のほうの治療から入るのは、よくある例です。根っこはＳＡＳですが、高血圧症の治療で気づく。心疾患はどうですか？　心臓ですけど。
Aさん　心臓は問題ないみたいです。
星野　狭心症とかも、ありませんか？

Ａさん　ないですね。
星野　心臓肥大も？
Ａさん　ありません。
星野　狭心症も心臓肥大もなし、ですね。治療がはじまったころの高血圧の数値はいくつぐらいでしたか？
Ａさん　八年前は、上が一五〇で下が一〇〇でした。ただ、自覚症状がなかったのであまり深刻に考えていませんでしたね。
星野　いまはどれぐらい？
Ａさん　上が一三二から一三三、下が八二から八三ぐらいです。
星野　いまは、高血圧の治療というよりＳＡＳの治療によるものですね。
Ａさん　はい、そうです。メインはＳＡＳの治療です。
星野　降圧剤は継続して飲んでいますか？
Ａさん　いえ、ＳＡＳの治療を見ながら高血圧のほうも様子を見ると言われました。
星野　じゃ、やはりＳＡＳの治療によって高血圧症も良くなったんですね。ＳＡＳと診断する定義は、七時間以上の夜間睡眠中に十秒以上の呼吸停止が少なくとも三十回以上認められるということです。それが認められたわけですね。
Ａさん　はい、検査の結果が重症と出ました。
星野　では、定義に合致したわけだ。酸素飽和度は正確にはどれぐらいでしたか？　一番ひどいときで。

Aさん　正確には忘れましたが、レベル的にはかなりの重症でしたので、八〇台だったと思います。

星野　いまは、どれぐらいですか？

Aさん　最近は九五くらい。

星野　それと、大事なのはAHI（無呼吸低呼吸指数）です。一時間あたりの無呼吸数、低呼吸数ですけれど、これも判断基準になります。三十以上は重症とされます。

Aさん　三十三回でした。

星野　確かに、かなりの重症です。この指数は、十以上が治療必要、二十以上は中程度、そして三十以上が重症とされています。あと、判断基準として眠気の程度があります。軽度は、あまり注意を必要としない活動中に眠ろうとしないのに眠ってしまうぐらい。テレビを見ているとき、読書中、乗り物に乗っているときなどです。中程度は、いくらかの注意を必要とする活動中に眠たくなってくる。コンサートや会議、発表会など、これは社会生活にある程度支障が出てきます。そして重度になりますと、かなり注意力を必要とする活動中に眠ろうとはしないのに眠くなってしまう。食事中、会話中、歩行中、運転中などで、ここまでくると社会生活に極めて大きな支障を来たします。一番眠たいときで、どれぐらいでしたか？

Aさん　一番重いときは重度でした。

星野　何か弊害がありましたか？

Ａさん　たとえば、テレビをつけっぱなしにしてパソコンで仕事をしていました。テレビのチャンネルを替えようとしてリモコンを握って、さて、どこに替えようかと考えている間に眠ってしまったことがあります。リモコンが落ちて、はっとして目が覚めた。

星野　食事中や会話中は？　運転中、歩行中は？

Ａさん　それはなかったですね。

星野　では、重度というより中程度でしょうね。重度ですと、歩いているときにも眠ってしまうし、他人と会話していても眠ってしまいます。Ａさんだと、中程度です。先ほどの酸素飽和度、ＡＨＩ指数、それに眠気の三つの因子で症状の重さが測られます。酸素飽和度とＡＨＩ指数が重症ということでしょう。あと、ＳＡＳを悪化させる増悪因子というものもあります。肥満、男性であること、上顎骨・下顎骨の低形成を含む頭部顔面の異常、扁桃腺肥大、リンパ組織の増大などはどうですか？

Ａさん　該当しているのは肥満と男性だけでしょうか。あとは、ないですね。

星野　鼻詰まりは？

Ａさん　それも、ありません。

家族の既往症などを確認

星野　家族にＳＡＳの人はいますか？

Ａさん　父親がたぶんそうではなかったかと思います。確認しないとわかりませんが。
星野　お父さんは肥満でしたか？
Ａさん　肥満でした。五十歳を超えてから太り出したようです。
星野　中年発症ですね。ただ、家族歴はあるということですね。Ａさんご自身の過去の病歴についてお尋ねします。小学、中学、高校のころは、眠気を強く感じたことはありますか？
Ａさん　中学三年のとき、授業中に居眠りしていた記憶があります。昼間の眠気ではないのですが、中学一年のとき学習塾の合宿があって、私は早寝早起きタイプだったせいか、夜九時ぐらいの講義では机に突っ伏して寝ていたのを覚えています。高校、大学では、もう授業といえば眠くなるものという意識がありましたね。朝の二時間目がまず初めの山場で、次は午後の最初の授業。どちらも鬼門でした。ひどいときは夕方にもう一波がくる。
星野　夜にはある程度眠っているのに、そういう状態でしたか？
Ａさん　はい。平均すると七、八時間は眠ってました。
星野　夜は七、八時間眠っているのに、朝の十時、午後一時、二時ごろに眠くなってしまう、と。睡眠効率が非常に低かったのでしょう。実質的には四、五時間ぐらいの睡眠だったのかもしれません。昼間の過眠症はどうですか？
Ａさん　ありますね。
星野　それで困ったエピソードはありますか？
Ａさん　高校のときに、みんなで映画を見にいったんです。スタンリー・キューブリックの『２

001年宇宙の旅』です。当時、すごく話題になっていて、ぜひとも見たかった。ところが、その最も肝心なシーンのいくつかを覚えていないんです。明らかに寝ていたのでしょうね。それと、これは勤めてからですが、広告代理店に勤めているとき、クライアントにプレゼンテーションをやっているときに、いびきをかいて眠ってしまったことがあります。これは、ひんしゅくを買いました。幸い、その仕事が取れたので事なきを得ましたが。取れなかったら、ま、確実にクビだったでしょうね。

星野　学校でも会社でも、眠りについては「やる気がない」「怠けだ」という一言で片づけられてしまうでしょうね。

Aさん　そうです。夜遅くまでテレビを見ていたんだろうとか、うろうろ歩き回ってたんじゃないかとか。社会人になってからは、飲み歩いていたんだろうとか。とにかく会議でも、自分が話している間はいいんですが、他の人が喋りはじめると、潮が引いていくというか海岸線から海の向こうに行ってしまうような感じなんです。

星野　要するに自分の関心度でしょうか。関心がないことだと、一気に眠気が襲ってくるような?

Aさん　それはあります。あと、電車の乗り過ごしなどは頻繁ですね。一度など、大阪でのことですが、阪急電車で吹田というところまで行く予定でした。梅田駅から十五分ぐらいでしょうか。お酒を飲んでいたせいもありますが、座席で寝てしまい、気づいたら終点の北千里というところだったんです。あ、しまったと乗り換えたところ、また寝てしまって乗り過ごした。その十五分ぐらいの区間を二時間かけてたどり着いたんです。

星野　睡魔というのは振動に弱いんですよ。あの揺れが眠気を誘うんです。座席に座った姿勢よりも規則正しい振動でしょうね。乗り過ごして、仕事などに支障を来したことはありますか？

Aさん　それも何度かあります。約束に遅れたり。

星野　他に叱られた経験とかありますか？

Aさん　いっぱいありすぎて……葬式の最中に眠りそうになったことがありますね。いや、叔父の三回忌の法要だったと思いますが、読経している最中に非常に眠くなってきたんです。三回忌ともなると、それほど悲しいという思いもなくて、眠気との闘いでした。あのときは、何とか乗り切りましたね。

星野　学生時代に教師からきつく叱られたことは？

Aさん　中学のときですけど、ある授業でやはりうとうとしていたら、教師が「お前は学校をなめている」と。大学のときは、「顔を洗ってこい」という教授がいて、これは助かりました。トイレと教室を往復する間に気分転換ができるためなのか、目が覚めるんです。

星野　やはり関心度が薄れると眠くなるのでしょうね。

Aさん　同じSASの友人がいるのですが、彼なども宴会なんかでちょっと落ち着いてくると寝てしまってますね。カラオケボックスでみんなが歌っているとき、自分の番まで寝ていたり。彼なんかも太っていて、首が短くて、そういうタイプです。

星野　Aさんがひどくなったのは、中学ぐらいですね。授業中、それから映画、クライアントとの会議、ミーティング、法事、宴会、電車と場所はどこであっても眠くなるんですね。
Aさん　本当に寝入ることに関しては怖いもの知らずです。

過去の体験を聞き起こしていく

星野　肥満がはじまったのは小学生ですか？
Aさん　小学四年ぐらいでしょうか。確かに、そのころから授業中でも大あくびをしたりすることがありました。
星野　肥満や大あくびが出るようになって、成績は落ちませんでしたか？
Aさん　中学一年ぐらいまでは支障が出ませんでした。集中力の低下というと、中学二年ぐらいからでしょうか。関心のないことを話していると、頭の中ではぼーっと違うことを考えていたり。
星野　別のことを考えているときは眠くならないでしょう。どんなことを考えていましたか？
Aさん　もうまったく脈絡のないことばかりです。私、昆虫が好きだったので、どんな仕掛けでクワガタを採ろうかとか、歴史も好きだったから世界史の内容を想像してみたり、ほとんど妄想みたいなことですけど。
星野　クラブ活動などは？
Aさん　中学のときは柔道と剣道をやっていましたが、中学三年で引退したころから居眠りも激しくなったような気がします。

星野　運動量が少なくなり、肥満も進行したのでしょうか？
Aさん　そうですね。中学三年の四月のときと卒業時にはズボンのサイズが変わっていましたから。あのころは六十キロぐらいでした。
星野　受験勉強に支障はなかったですか？
Aさん　昼間に眠い分だけどんどん夜にずれ込んでいきました。
星野　かなり生活は不規則になっていた？
Aさん　そうです、不規則でした。
星野　夜は何時ごろまで勉強していましたか？
Aさん　深夜の二時、三時までやってましたね。
星野　それで朝は何時に起きていましたか？
Aさん　七時には起きてました。
星野　それでは四、五時間しか眠っていない。睡眠不足だから、昼間眠くなるのは当然ですね。そうした生活の不規則について親などは何も言わなかった？
Aさん　言われた記憶はありません。というのも、あのころは四当五落とか言って、四時間睡眠だと合格、五時間だと不合格みたいなことが普通に言われていましたから。遅くまでよく勉強していると、むしろ感心していたのではないですか。
星野　夜の三時までよく頑張っていると喜んでたのかもしれませんね。それだけ頑張って、成績のほうはどうでしたか？

Aさん　中学一年ぐらいまでは本当に良かったんです。理科、数学が得意でした。中学二年でちょっと落ちて、また受験勉強で盛り返して、何とか高校は志望のところに入れたような状態ですね。

いつごろから肥満になったかを探る

星野　肥満についてお聞きしますが、小学校高学年のころからということですが、原因として思い当たることはありますか？
Aさん　それまでは虚弱児でして、いまからじゃ想像もつかないんですけど、貧血で倒れたりしてました。食が細かったんです。同世代の子と比べて半分ぐらいしか食べない。
星野　ぜんそくとかアレルギーとかもあったでしょう？
Aさん　そうですね。ただ、そんな状態が小学四年ぐらいから急に変わってきたんです。食欲が湧いてきて、相変わらず偏食は激しくて野菜は食べなかったりはしてましたが、自分で料理を作る面白さに目覚めたんです。ちょうど高学年になって家庭科の実習などもはじまりましたから。
星野　それは授業だけでなく家でも？
Aさん　はい。魚介類の出汁にみそ、マーガリンを混ぜて即席のみそラーメンを作ったり。冷や麦の麺をラーメンに見立てましてね、マーガリン風味の味噌仕立てにしたんです。
星野　凝ってますね。グルメですね。自分の趣味と実益を兼ねてたわけですね。ご両親は何も言いませんでしたか?

Aさん　とくに、どうということもなかったんです。親がおはぎのために餡を作ったりすると、それでひらめいて、トーストの上にマーガリンと餡をのせて焼いてみたりもしました。名古屋風の小倉トーストですね。

星野　過食傾向に走ったのは何かストレスがあったせいですかね? 勉強、友だち関係、何かありませんでしたか? 単純性肥満というのは、自己抑制が強くて、良い子になってしまっている子に多いんです。思い当たるところはありませんか?

Aさん　抑圧かどうかわかりませんが、一人でいることは多かったです。

星野　一人遊びですか?

Aさん　田舎だったので、よく家の周りに虫を捕まえにいったりしてました。植物採集もしましたね。近所の里山のようなところ、雑木林ですが、そういうところです。スズメバチの巣があったり、コウモリが昼寝してたり、大きなトカゲがいたりね。

星野　一人で昆虫や植物を採るのが好きだった、と。子どもといえば普通はギャングエージですけど、そんな遊びはしませんでしたか?

Aさん　十歳ぐらいまでは一人遊びが主で、その後は少年野球のチームに入ったので、もっぱら野球をしてました。

星野　他に、その小学校の高学年のころ食べ物にまつわる思い出はありますか?

Aさん　とくには……確か、母方の祖母が似たような状態だったようです。出されたものはきれいに食べ尽くさないと気が済まない性格ですね。
星野　なるほど。食べるスピードも速いんですね。
Aさん　そう、速いんですよ。
星野　わかってきましたね。小学校の高学年から太ってきて、そのころから眠気もひどくなる。それに比例して、自分のセルフイメージが悪化し、劣等感をもつようなことは？
Aさん　はい、ありました。授業中に眠くなる自分というのが、自分で自分の首を絞めている感じですね。高校のときはテスト中でも寝てしまいましたから。あと、これは誰にも秘密にしてたんですけど、大学受験で問題を見ているうちに眠くなってきて、白紙のまま提出して見事に落ちたことがあったんです。親にも言えませんけどね。最初から眠くて、でも、一瞬だけ眠れば大丈夫だろうと思ったんですけど、その「一瞬だけ」が気づくと試験の終了時間。その年は現役のときですけど、受けたところは全滅でした。それだけ眠かったのは一校だけですけど。
星野　そこでまたセルフイメージが下がったでしょう？
Aさん　眠っていることに気づかれたときが最も嫌でしたね。仕事をしてからのミーティングなんかもそうですが、同僚などに見られるのが気になる。それで座る場所などにも気をつけてました。寝てしまっても目に入らないような位置を探したり。
星野　一番後ろとか端っことか？　わかるわかる私もそうですから。計画犯ですよね。他に、後になって事の重大性に気づくようなことはありましたか？
Aさん　歯の治療中に眠りそうになったことはありますが、そのときは事なきをえました。三年前に交通事故に遭ったんです。腕をケガしてリハビリに通ったんですけど、そのリハビリのときに眠ってしまったことはあります。この患者、本気で治す気があるのかという目で見られましたね。

星野　冷たい目で見られるでしょう。歯科医の椅子などは緊張しないように作られているから、ますます眠くなるのかな？

Aさん　美容室で髪を切ってもらっているときに、やはり眠気のために前につんのめってしまって、当てていた櫛もろとも髪の毛が抜けたことがあります。切っている最中なら危なかったんですよ。

星野　カミソリを当てているときなら、もっと危ないですね。今日は眠らないようにしようと思っても眠るわけですよね。そんなとき、努力が足りないと思ったりしましたか？

Aさん　それはあります。何とか努力すれば眠らないのではないかと思いつつ、失敗を更新していく。当時としては。弱い時代の阪神タイガースのように今日こそは今日こそはと思っても連敗ばかりです。

星野　劣等感、疎外感、敗北感、無力感などですかね。

Aさん　昇給とかボーナス時期などは、査定のことが気になってましたもの。

星野　お聞きしにくいですが、そうした失敗によって辞めさせられたことはない？

Aさん　一応、仕事をかわったときは、すべて自分の意思で退職してます。さすがに処分されたことはありませんでした。ま、中小の会社ばかりだったおかげもあるのでしょうけど。もしも大企業だったら、即座にクビだったかもしれません。
星野　事故もありませんか？　作業での事故、自転車の事故、自動車事故……。
Aさん　車は運転しないので……。
星野　ペーパードライバーですか？　やはり睡眠障害のせい？
Aさん　ひとつは経済的な理由ですけど、もうひとつはやはり潜在的に怖いということはありますね。家の中で煮物をしていたりして、うとうとしてヒヤリとしたことはあります。火事になりかけてですね。ただ、ある時期から眠いときは動きを止めるといいますか、動かないようになったので、事故になりかけることも少ないと思います。車などを運転していた日は何度事故を起こしていることか。帰省したときなどは、運転することがあるんです。町中では何ともありませんが、高速に乗って走行が安定してくると怖いですね。

他の身体疾患との関連性を探る

星野　身体のほうに話を戻しますが、いまは身体疾患は高血圧だけですか？
Aさん　高脂血症もときどき。中性脂肪です。糖尿病はありません。
星野　腹囲は何センチぐらいでしょう？
Aさん　たぶん百センチぐらいだろうと思います。
星野　では、メタボリックシンドロームの高血圧、高脂血症、腹囲が当てはまりますね。あと、睡眠薬を服用したことはありますか？
Aさん　それはないですね。それこそ昼間も眠いし、夜も眠いという睡眠中毒みたいな感じですから睡眠薬は必要としないんです。
星野　アルコールに頼って眠ろうとしたこともないですか？
Aさん　それもあまりないですね。お酒はけっこう好きですけども、眠るために飲んだことは一度もありませんね。というより、酒を飲むと自動的に眠くなるんです。
星野　ただ、お酒を飲んで寝ると睡眠効率は落ちませんか？　酒を飲んだ翌日はどんな感じですか？
Aさん　確かに起きる時間は遅くなりますね。そして、起きたときも熟睡感がない。
星野　朝から頭痛や体のだるさは？
Aさん　そういう感じはあります。最も多いパターンは目が覚めて、ちょっと時間が経つとまた眠くなるんです。これはアルコールを飲んだときに共通の現象です。治療を受ける前は、それがひどかったんです。
星野　睡眠の分断化がひどかったのでしょう。いびきはどうでしょう？
Aさん　夜中にトイレに立つことが必ず二回はありました。それが治療をはじめてからは、見事になくなりましたね。
星野　飲むのを控えたりはしてますか？
Aさん　ここ七、八年間は飲む量も控えてますし、飲む間隔を空けるようにはしています。

星野　どれぐらい空けてますか？
Aさん　平均して一週間に一回ぐらい。ですから、四、五日は間を空けてますね。
Aさん　三日間ぐらいは抜かないと、抜いた感じがしないんです。
星野　いままでの話からすると、ナルコレプシーの兆候もあるように思います。昼間の眠気で、十分、二十分眠るとか。入眠時幻覚などはありませんか？　情動や大笑いした後の全身脱力感とかは？　金縛りは？
Aさん　それらは、まったくないですね。
星野　では、ナルコレプシーの症状ではないですね。うつ状態はどうでしょうか？　気分が凄く落ち込んだり、憂うつになったり？
Aさん　うつ状態かどうかはわかりませんが、居眠りをしてしまった日はものすごく落ち込みますし、気分は悪いです。自分はどうしようもない人間なんだとか、なんであそこで寝てしまったんだろうとか。そのために、大事な会議などの前は夜寝る前には絶対に物を食べないようにしたり、鼻炎の季節でもないのに鼻炎の薬で鼻の通りを良くしたり、とにかく夜のうちに寝るんだ、寝るんだ、寝るんだ、と。
星野　ある種の恐怖症ですね。不安焦燥感も伴いましたか？
Aさん　そこまではなかったんですが、必要以上に早く寝ていました。午後十時ごろに寝たり。翌日、あれだけ眠ったんだから大丈夫と思っても、また居眠りが出て、あーっと思うんですよね。
星野　そうした居眠りの後、まったくやる気の出ない無気力感や意欲減退はなかったですか？

Aさん　とくに夕方なんかだと、沈み込みますよ。何もする気が起きませんでした。もう、そのまま寝てしまいましたね。いまは、眠気というのは病気の発作だとわかっていますので、眠気が引いたら元に戻って仕事なりをつづけられますが、以前は、一度眠気に襲われ、居眠りしたりすると、あとは何も手につかなかったですね。

星野　睡眠時無呼吸症候群だと診断されてからは、低い自己評価も薄れたのでしょう。病気だとわかることは大切なんですよね。自分を責めることもなくなるでしょうし。自責感、罪悪感もなくなります。

Aさん　そうです。同じ居眠りでも、睡眠時無呼吸のせいだと知っているとまったく違いますね。人にも話せますし、酸素が足りなくなって眠くなるんだと、その原因をなくそうと努力できますから。

星野　カミングアウトできるようになったんですね。いつごろからですか？

Aさん　治療を受けはじめてすぐです。周りに同じ症状をもっている人が何人かいるんですけど、彼らは絶対に認めないですね。自分を病気だとは認識したくないみたい。

星野　説得したりするんですか？

Aさん　初めは説得してましたが、けっきょく本人が自分で知りたい、治したいと思わないとどうしようもないとわかりまして、いまは気になったら言う程度です。

星野　そういう人は否認する？

Aさん　そう、否認します。自分はパソコンを眺めているから眠くなるんだ、とか。逆に怒られたりします。「なに眠ってるんだ」と文句言われているのと同じだと思ってしまうようです。
星野　どんな病気でもそうですが、まず認める、受け入れるというのが一番難しいんです。誰でも病人とか障害者というレッテルを貼られるのはイヤですから。それと、日本人は睡眠障害を病気と認識していないところがあります。昼間の眠気は夜の睡眠効率の悪さが原因で、睡眠効率が悪いということには何か理由があるはずなんです。睡眠というのは長さと深さの積だというのも理解されていない。とくに独身者は自分の睡眠効率についてまったく気づいていないかもしれません。
Aさん　隠れ肥満もいますしね。
星野　睡眠障害と関連のあるＡＤＨＤについてもお聞きしたいのですが、ＡＤＨＤの症状はなかった？
Aさん　あったと思います。よく忘れ物をしてましたから。一人遊びでも自分の世界に入り込んでしまっていた。あと、授業中に衝動的に発言したり。
星野　整理整頓はどうでしょう？
Aさん　苦手です。
星野　整理整頓が苦手で、管理はどうですか？　宿題、レポートを出すとか。
Aさん　それもまた、いまも苦手です。資料の管理など、どんどん溜め込んでしまい、管理ができません。
星野　では、授業中などはどうでしたか？　ぼーっとしていたのか、ごそごそ落ち着きなくしていたのか。

Ａさん　半分ぐらいはぼーっとしていて、あとはごそごそしていたという感じです。

星野　のび太型のＡＤＨＤですね。手先は器用でしたか？

Ａさん　器用でした。工作なんか好きで、折り紙も得意でしたよ。

星野　運動能力のほうは？　縄跳び、キャッチボール……。

Ａさん　ほとんど運動神経がないというぐらい苦手でした。何もかもダメでしたね。これは太る前からダメでした。

星野　小学校のころの勉強で得意なのは何でしたか？

Ａさん　理科が得意でしたね。あと音楽で歌唱力を褒められたことがあります。楽器は苦手でしたけど。歌のリズムとかメロディとかは一度聞くと流れがわかりました。絵も上手かった覚えがありますね。遠近法でもって絵を描いたことがあって、それはよく覚えています。

星野　視覚認知能力が高かったんですね。癖はどうですか？　指しゃぶり、爪かみ、チック、貧乏ゆすり……。

Ａさん　ありますあります。爪かみ以外はだいたいありました。あと、頭をかいたり髪の毛を抜いたり。

星野　自分の感情のコントロールはどうでしょう。自分の思うようにならないことに対してですね。

Ａさん　小学校低学年のころは泣きわめいていました。どこでも、です。

星野　言葉の遅れはありましたか？
Aさん　いいえ、それはなかったようです。むしろ喋りすぎるところがありましたから。
星野　人と会話できるようになったのは、いくつぐらいからですか？
Aさん　かなり小さいときですね。どっちかというと同年齢の子と話すより大人と話しているほうが面白かった。
星野　かなり早熟だったのでしょう。小さいとき、話をするとき相手と視線は合ってましたか？
Aさん　小さいときは相手の目を見て話していたんじゃないでしょうか。そのうちあまり視線を合わさず話すようになっていった気がします。
星野　別に視線を合わせるのがイヤだったわけじゃないですね。
Aさん　はい。
星野　では、小、中、高校と不登校はなかったですか。あるいは、学校へ行きたくないという思いは？
Aさん　それはほとんどなかったですね。むしろ学校は好きでした。
星野　もちろん、非行歴もないですね。あと、盗癖とかも。
Aさん　ないですね。
星野　幼いころの睡眠はどうでしょう。遅寝、寝つきや寝起き、いびき、寝言、歯ぎしり、寝相などです。
Aさん　そういえば、そういうことはなかったですね。どちらかというと寝つきがよく、すぐに寝られました。
星野　友だち関係は多かった？
Aさん　友だちは少なかったですね。小学五年、六年ぐらいから仲の良いやつが常に一人、二人いる感じです。
星野　他人を傷つけるようなことはしませんでしたか。衝動的に相手の気持ちを考えずに何かを言ったり？
Aさん　それはありました。衝動的に、相手の気に障るようなことを言っては、またぶつかったな、と。
星野　たとえば、母親と町を歩いているときなど、向こうからヘンな人が来るよ、みたいなことを言ったりしてませんでしたか？
Aさん　やっていました。祖母の葬式のとき、お寺のご住職が車椅子に乗っていたんですけど、「これ車椅子」とか言いながら近づいていって、こっぴどく叱られたり……。
星野　お客さんが来ているときに、「テレビ見たいんだけど、お客さん、いつ帰るの」とかも言ってましたか？
Aさん　それも、あります。
星野　次に、ご両親や祖父母についてお尋ねしますね。これから言うようなことで当てはまるものはありますか。人間関係が苦手、一人遊びが多い、マニアックで凝り性、衝動的、短気、癖が多い、ぼーっとしている、整理整頓が苦手、忘れ物が多い……。

Aさん　父親がものすごく短気でした。繊維メーカーの技術職だったんですが、短気で凝り性。犬小屋でも自分で作ってしまうような器用なところもありました。子ども部屋を付け足していくのも、自分で作ったり。

星野　短気で凝り性は引き継いでるんでしょうね。あと、どんなところが似ていますか？

Aさん　ものすごく弁が立つんです。親戚でイヤがっている人もいました。口ではまったく勝てないんです。

星野　お母さんは、そんなことはない？

Aさん　母はのんびり屋ですね。父方の祖父は事業家で波瀾万丈な人生だったようです。

星野　性格で最も遺伝しやすいのは新奇追求傾向なんです。きっと短気で凝り性という遺伝の浸透率は男の子に強かったんでしょうね。

そこから診断へ

星野　ＳＡＳの人は事故を起こしやすいんです。普通の人の三倍から七倍ぐらいというデータがあります。どうも、それは眠気だけが理由ではないようです。眠気プラス不注意、プラス衝動性です。原因は昼間の居眠りだけではないんですね。注意散漫で不注意、かーっとしやすい、つまり短気なんです。ＡＤＨＤ傾向があるんですね。そういうデータはありませんが、ＳＡＳの人のうちかなりの比率でＡＤＨＤでしょう、きっと。

Aさん　思い当たります。

星野　診断をさせていただくと、ADHDの傾向としては、忘れ物が多い、また、興味のないことについての記憶障害。逆に興味のあることについてはよく覚えています。時間の管理、書類の管理、お金の管理が苦手、整理整頓が苦手。癖としては貧乏ゆすり、チック、爪いじり。感情のコントロールが苦手。理科は得意だけど算数は苦手というような発達のアンバランス。衝動的な傾向。頭の中に思いついたことをぱっぱっと口にしてしまう。それと一人遊びが多い。こういうADHDの人というのは生まれつき睡眠効率が低いんです。それに加えて過食傾向がある。思春期ぐらいまでに過食となって、肥満になり、それでSASを合併していくわけです。ということから、Aさんの場合、ADHD傾向にプラスして思春期にSASを合併してきた。セルフイメージが悪くなって、劣等感が強くなり、軽い抑うつ気分、うつ状態だったのでしょう。SASの診断では、子どものころからのADHDとの関連を調べてみたらいいでしょうね。ADHDというのは、昼間眠くなる。夜の睡眠効率が悪いためです。

Aさん　自分でも聞かれて、思いつくところが出てきました。

星野　また質問に戻りますが、睡眠ポリグラフィー検査はいつ、どこで行なったのですか?

Aさん　五年前ですね。そのころから医療機関でしかできなかったのが、家でもできるようになったんです。それで医療機関から貸してもらいました。計測する器械に、呼吸を調べるセンサーがあって、あと脈拍なども調べます。これを一晩中付けて寝てください、と。

星野　昔はよほど大きな病院でなければ持ってなかったんですけど。レンタル料は?

Aさん　保険が利きますから数千円程だったと思います。とにかく、それでとったデータを医師に渡して、それで睡眠時無呼吸かどうかを判断する。私の場合、重症である、と。
星野　それからはどんな治療ですか？
Aさん　問診とシーパップ（CPAP）の装着です。状況に応じて設定を変えるんです。とくに空気圧の調整。マスクはテレビなどで救急車で運ばれるときに着けられる酸素マスク、あれが鼻だけに付いている。
星野　抵抗はなかったんですか？
Aさん　まったくなかったですね。
星野　何人かに一人は、抵抗があって熟睡ができなくなるらしいんです。どうしても着けられない人が入るそうです。
Aさん　私は、むしろ外泊などして装着していないときが眠りにくいです。
星野　では、あまり連泊はできませんね。では、シーパップを着けてからは随分と良くなったんですね。
Aさん　少なくとも夜に目が覚めることはなくなりました。朝まで眠れます。
星野　昼間に良くなったと思える点は？
Aさん　初めは劇的に良くなった気がします。ただ、慣れてくると、また少し戻るのですが、それでも昔のように頭がふらふらする感じは減りました。それよりも自分が睡眠時無呼吸だとわかっているので、また病気の発作だと理解できることが大きいですね。眠さについて考える前に、体を動かして眠気を取ったり顔を洗ったり気分転換できるようになりましたね。
星野　いま何時間ぐらい眠ってますか？
Aさん　だいたい六時間前後です。とにかく短い時間でも熟睡感もありますし、ぐっすりです。
星野　それはかなりの効果ですね。前は八時間眠っても熟睡感がなかったでしょう？
Aさん　ええ。朝起きると、まだ眠い。
星野　薬物療法はなかったのですか？
Aさん　薬は一切使ってないですね。本当に月一度の問診だけです。
星野　それで医療費が……？
Aさん　月に四千円程です。
星野　ほかの難病に比べれば安いですね。薬物療法もないし、手術もない。あと生活指導はあるでしょう？
Aさん　はい。一般的に生活習慣病で言われるような、夜に食べすぎないように、お酒を控えなさい、などですね。
星野　体重の変化はどうですか？
Aさん　少し減ったぐらいです。なるべく自転車を使ったり、いろいろと努力はしているのですが……。食事も野菜中心ですし。ただ量は多いと思いますね。
星野　食生活がまだ不十分なのかな。命に関わるという切迫感がないからでしょうか。
Aさん　正直に言うとそうなりますかね。前は牛肉が好きで、自分で五百グラム程度を買ってきては食べていたのですが、それは一切やめました。ワインが好きで、月に一度は腹一杯食べていたんですよ。

星野　医師からは、きっと言われたと思うんですよ。ＳＡＳもあるし肥満もある。突然死もあり得ますよ、とか。

Ａさん　言われましたね。

星野　言われたとき、どう感じましたか？

Ａさん　さすがにドキッとしました。具体的には、心臓が止まるか、脳が使い物にならなくなるか、どちらかで死んでしまう可能性があると言われたんです。とにかく致命的な原因である、それこそ肉を腹一杯食べるのをやめるとか、そこからはじめるしかない、と。それからは、たとえばお中元やお歳暮でもらうワイン、前は下手すると一週間以内に消えていたんですが、いまでは随分と長持ちしています。食事も野菜中心です。トマト中心なんです。毎日トマトを食べています。あと、ジャガイモ、サツマイモのイモ類も毎日食べています。

星野　いいですね、毎日食べるのは。やはり死に対する恐怖？

Ａさん　それはありました。

星野　お話を聞いていて、やはりＡＤＨＤの傾向が生活全般にありますね。衝動性や欲望をコントロールできなくなる。食事に対する欲望、アルコールに対する欲望。他に買い物やギャンブルへの欲望はないですか？

Ａさん　ギャンブルはやったことがないんです。買い物もほとんどないですね。

星野　欲望の向かう方向が人によって異なる。依存症の種類は、それこそ数え切れないほどありますから。アルコール、買い物、食べ物だと過食、薬物、ギャンブルでもパチンコ、競輪競馬といろいろです。

Aさん　そうした欲望のコントロールができないことと睡眠障害とは密接に関連しているということでしょうか？

星野　ADHDから発していて、一方では欲望のコントロールができない、一方では熟睡できない、睡眠効率が悪いということになります。すべての睡眠障害になりやすいとは言えるでしょうね。また、逆にAさんのSASが改善されても、ADHDの傾向は残ります。これは消えることはない。ただ、ADHD傾向というのは決してマイナス面ばかりではないんです。いい方向に働くこともあります。芸術や科学、物作りなどに才能を発揮する場合があります。

Aさん　シーパップはいずれ外す方向にはいくわけですよね。言われているのは、検査を繰り返しながら異常がなくなれば外す、と。

星野　いずれは、そうしないといけないでしょう。そのためにも体重をあと十キロ、二十キロほど落とさないといけない。

＊

以上のように、だいたい、このぐらいの分量の話が聞ければ病気の合併症のことまでわかります。

睡眠障害が怖いのは、高血圧症、心臓病、脳梗塞、ありとあらゆる身体疾患の合併症が多いことです。それに突然死。アメリカでは中高年の突然死の原因として、まずＳＡＳが挙げられています。それも予兆もなく、おそらく心不全という診断になるのでしょう。死体を解剖してもとくに何も出てこない。

本来、すべての死の中で八五パーセントは自然死で、残りの一五パーセントが原因不明の変死だとされています。その中から明らかに犯罪などと関連しているケースを除くと、あとはやはり急性心不全と診断されていきます。

乳児だと乳児突然死症候群というものがあります。親の喫煙、人工乳、うつ伏せ寝などが原因とされます。

大人の場合の突然死では、ＳＡＳがかなり多いのではないかと疑われています。肥満でなくとも起こり得ますから、要注意なのです。

コラム

筆者自身の体験から

四十二歳になるまで、私は医者の不養生そのままの生活を送っていました。仕事中毒で睡眠不足、そこから大量飲酒、過食、その結果として肥満。ガンになるのが当たり前という生活ぶりです。

で、本当にガンになり、心を入れ替え、徹底してゲルソン療法を実践して、何とか十九年間無事でいられるわけです。

今にして思えば、不摂生の根本にあるのは睡眠不足です。睡眠をおろそかにすること。私も毎晩遅くまで仕事をしては、週のうち二回、あるいはそれ以上は飲みに出ていました。また、会津人のせいかアルコールに強いため、とにかく量を飲みました。当時は、一升ぐらい平気で飲めたのです。飲みながらステーキや天ぷらといった油っこいものを食べるため、体重も増えていき、ピーク時には七十八キロもありました。

最近言われているメタボリックシンドローム、肥満からくる高血圧症、糖尿病、高脂血症(脂質異常症)というのは血管系の老化です。過食などで老化を早めてしまうということです。一方、ガンというのは免疫系の老化になります。また、認知症などは神経系の老化です。つまり、睡眠不足、過食、ストレス過多といった生活をつづけていると老化を早めていき、メタボリックシンドローム、あるいはガンや認知症になってしまうのです。

そこで問題になるのがライフスタイルです。食事、アルコール、煙草、ストレスなど。遺伝の影響は数パーセントしかありません。そして、こうしたライフスタイルのベースにあるのが睡眠なのです。

過食や大量のアルコール飲酒に走る人は、たいてい仕事中毒ですし、睡眠障害を抱えていると言えるでしょう。

ですから、逆に、睡眠についてしっかりとした認識をもち、ライフスタイルを確立させることがメタボリックシンドロームやガンから身を守る方法なのです。そして、それは何歳からでも可能です。

経験者である私がそう言うのですから、説得力があるでしょう。

映画『レナードの朝』にみる睡眠障害

かつて『レナードの朝』という映画がありました。

ロバート・デ・ニーロ演じるレナードは、子どもの時にかかったエコノモ脳炎のため、何十年も眠りつづけています。ある時、ロビン・ウィリアムズ演じる医師が、ある薬を処方します。と、劇的に快方に向かい、やがてレナードは目を覚ますのです。原題の「ＷＡＫＥ ＵＰ」というのは、その意味です。

ただ、この薬の効果は長くつづかず、再びレナードは眠りに就いてしまいます。映画は、医学の限界に打ちひしがれる医師を軸に描かれていました。

この映画は実話を元にしていて、実際にあった話なのです。

一九一八年ごろ、ヨーロッパではエコノモ脳炎が流行します。嗜眠性脳炎ともいいますが、とくに子どもに流行ったのです。これはウィルスが原因でない脳炎です。

症状が軽い場合には、ADHDになり、落ち着きのない子どもが増えました。このとき微細脳機能障害という言葉ができたのです。具体的な障害が発見されたのではなく、脳波の異常や多動症、不器用になったりと状況証拠によるものです。そこで推論されたのが、エコノモ脳炎にかかると、軽い場合はADHDに、重い場合はレナードのようになってしまう、と。

この病気に対して使われた薬がLードーパです。そして、確かに一度は目覚めはするのですが、また元に戻ってしまう。効くのは初めだけなのです。その意味で、患者にはかわいそうな治療法です。

こうした脳の病気、それに付随する睡眠障害では、まだまだわかっていないことがたくさんあります。私をも含めた医療側は、そのひとつひとつを根気よく解明している最中なのです。

市販の睡眠改善薬の効果

ドラッグストアなどで手に入る薬として睡眠改善薬があります。一般的なものとしては、抗ヒスタミン剤のドリエル。風邪薬を飲むと、眠気を起こす。花粉症の薬でも眠くなるものがあります。ああいう薬の中に入っているのが、抗ヒスタミン剤です。つまり、睡眠改善薬というのは、抗ヒスタミン剤の副作用のほうを利用して眠くしようということになります。

これは処方箋なしで買えます。近ごろでは人気が出て、いろいろな製薬会社が出していいます。その背景には簡単に買えるということだけでなく、やはり、睡眠薬に対する不安感があるのでしょう。つまり、睡眠薬のほうには、依存症になる、中毒になる、副作用が強いなどのイメージがあるせいだろうと思えます。

睡眠改善薬の作用はそれほど強くはなく、アンケート調査でも、「とてもよく効いた」という人が九・八パーセント、「かなり効いた」が二六パーセント、「少し効いた」が四六パーセントとなっています。

これ以外に睡眠効果のあるものとしては、ハーブも挙げられます。副作用がなく安心できますが、やはり効果は薄いようです。

著者プロフィール/星野仁彦（ほしの　よしひこ）

1947年福島県生まれ、福島県立医科大学卒業。医学博士。

米国エール大学児童精神科留学、福島県立医科大学神経精神科助教授、福島学院短期大学教授などを経て、現在、メンタルヘルスセンター精神科・心療内科医師、福島学院大学大学院教授。

専門は、児童精神医学、精神薬理学など。

大学では精神医学や精神保健等の研究・講義のかたわら、精神科医としても、アダルトADHD、BPD他、多くの患者の治療に精力的にあたっている。

著書には、『知って良かった、アダルトADHD』『気づいて！　こどもの心のSOS』『依存症の真相』（以上ヴォイス刊）、『幼児自閉症の臨床』（新興医学出版社刊）、『医師のための摂食障害119番』（ヒューマンTY刊）、『ガンと闘う医師のゲルソン療法』（マキノ出版刊）他、多数。

睡眠障害は万病のもと ぐっすり眠れば、すべての病気は治せる

2009年10月26日　初版発行

著者	星野仁彦
取材・編集	山村元毅
装幀	児崎雅淑（芦澤泰偉事務所
発行者	堀　真澄
発行所	株式会社ヴォイス
	〒106-0031　東京都港区西麻布3-24-17　広瀬ビル2F
	TEL 03-3408-7473（出版事業部）
	FAX 03-5411-1939
	[URL] http://www.voice-inc.co.jp/
	[e-mail] book@voice-inc.co.jp
印刷・製本	中央精版印刷株式会社

万一落丁、乱丁の場合はお取り替えいたします。

ISBN978-4-89976-241-6　Printed in Japan

ヴォイス星野仁彦医師の本

依存症の真相
アダルトチルドレンとADHDの二重奏

「依存症」に深く関わる「AC」と「ADHD」。
第一線の臨床家で精神科医星野医師が解き明かした
依存症の原因と依存症にならない生き方。

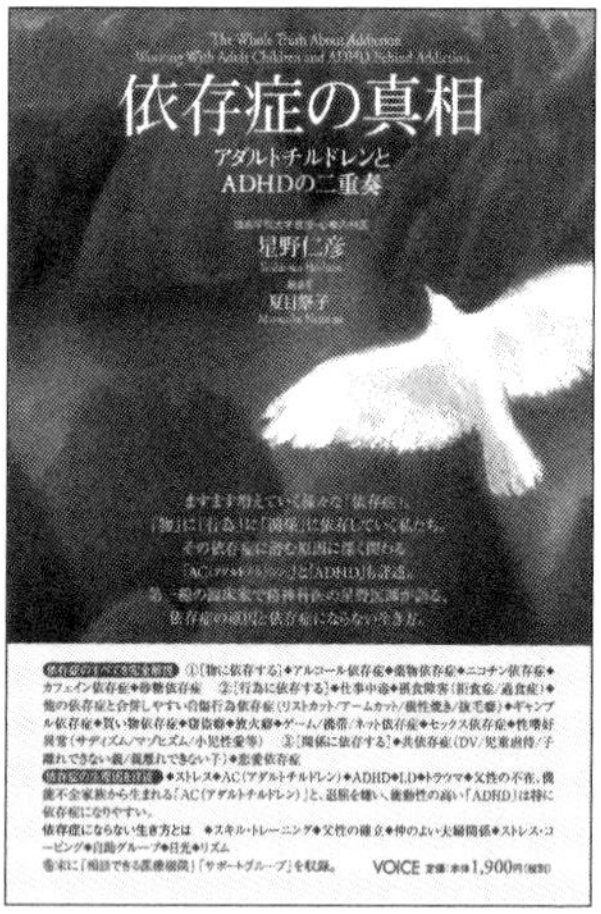

福島学院大学福祉学部福祉心理学科教授
医学博士 星野仁彦著
聴き手　夏目祭子
定価:本体5,600円+税/四六判ハード
360頁/ISBN978-4-89976-223-2

アルコール、ドラッグ、タバコなど古くからよく知られた依存症に加えて、現代は買い物、ギャンブル、過食、インターネット、リストカット、セックスなど「えっ、こんなものまで？」と思うほど「心の病」としての依存症の対象は広がっています。本書の著者であるベテラン精神科医の星野仁彦医師は、依存症のもととなる原因は、実は思春期以前に始まっていることを発見。その２大原因といえるのが「AC(アダルトチルドレン)」と「ADHD」。従来は別々に語られていた２つの要素が絡み合って、依存症になりやすい“素質”が育つことを、初めて解明。ACとADHD、それぞれの詳しい特徴と、依存症からの回復と予防に役立つ適切な対処法を、実例を交えてじっくり解説します。

ヴォイス星野仁彦医師の本

気づいて! こどもの心のSOS
～こどもの心の病全書～

私たちの未来、「こどもたち」を救え!
単なる医療百科をはるかに超えた、かつてない
「読んで使える家庭と学校の心の実用百科」。

福島学院大学教授・心療内科医
星野仁彦著
定価:本体5,600円+税
A5判並製　472頁
ISBN978-4-89976-081-8

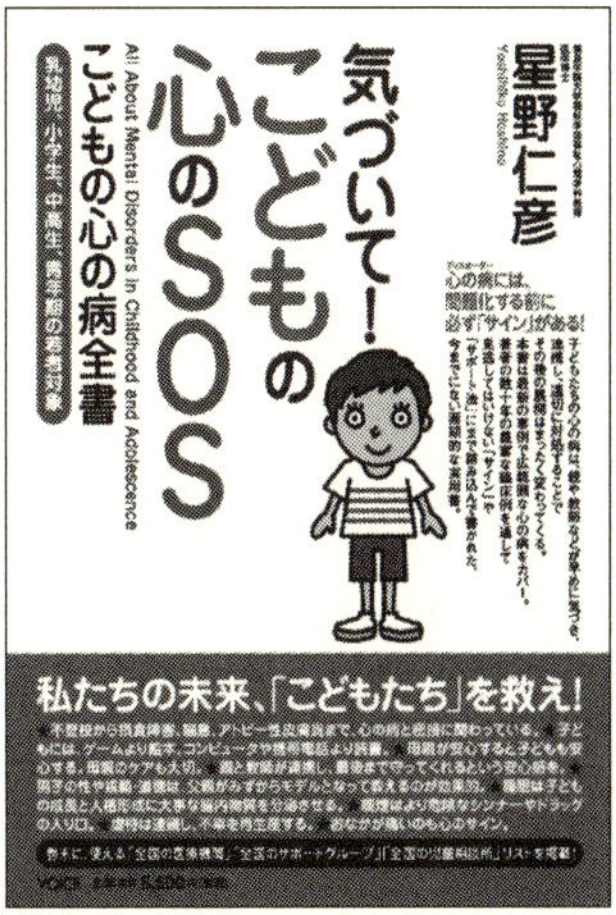

　日本のいまの小学校・中学校で日常的に起こっているさまざまな心の問題、問題行動道が「子どもたちのディスオーダー」で あるならば、どういう行動・サインが多ければ、この名前のディスオーダーである可能性が高いか。どういう環境ならストレスが少なく暮らせるか、などを児童 から思春期の子ども達を対象に、全障害リストとして一冊にした本。一家に一冊、ひとつの学校に一冊備えていただきたい真に価値のある本。著者はこの世界で 圧倒的に信頼感の高い、ご自身もカミングアウトされている精神科医の星野先生。日常的に学校の先生と対策をお話しされている。豊富な臨床例を持つ先生でな いと書けないビビッドでわかりやすい内容となっています。

ヴォイス星野仁彦医師の本

星野先生の 知って良かった、アダルトADHD

自身がADHDの当事者でもあると宣言！
日本のADHD臨床第一人者の書き下ろし。
成人ADHDのパーフェクトガイド。

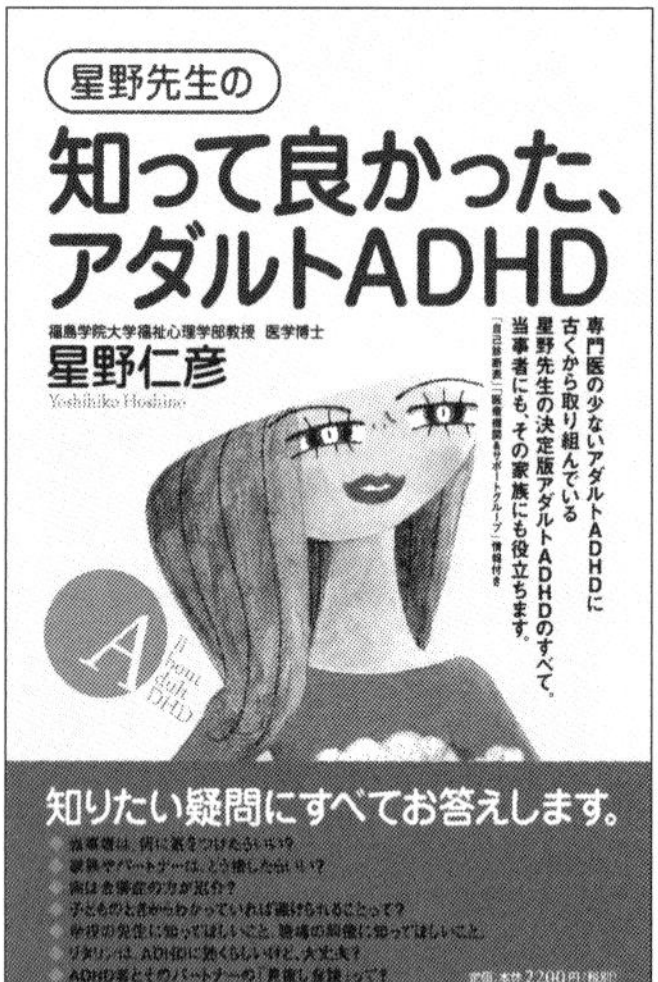

福島学院大学教授・心療内科医
星野仁彦著
定価:本体2,200円+税
四六判上製　400頁
ISBN978-4-89976-068-9

ADHD者の可能性という意味での著名人のADHD、本人と周囲がもっとも注意しなければならない二次的情緒障害をどう避けるか、まわりの家族や教師がどう対応したらいいか、など本質をついた内容。今まであまり語られなかったポイントをあえて書いている部分もあります。多忙な星野先生が脱稿するまで約3年。当事者ならではの行き届いた目線と臨床家ならではの実践情報、それがこの本を「役立つ本」にしています。非常に限られた数の成人のADHDを診察・治療できる医療機関やサポートグループの貴重なリストを巻末に収録。成人のADHD者やご家族の方にぜひ一読を。